中医外治

验方一本通

罗　杰◎编著

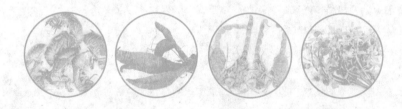

U0315263

陕西出版传媒集团
陕西科学技术出版社

图书在版编目（CIP）数据

中医外治验方一本通/罗杰编著. —西安：陕西科学
技术出版社，2013.12
ISBN 978 - 7 - 5369 - 6007 - 7

Ⅰ. ①中… Ⅱ. ①罗… Ⅲ. ①外治法 Ⅳ. ①R244

中国版本图书馆 CIP 数据核字（2013）第 266144 号

中医外治验方一本通

出 版 者	陕西出版传媒集团　陕西科学技术出版社
	西安北大街 131 号　邮编　710003
	电话（029）87211894　传真（029）87218236
	http：//www.snstp.com
发 行 者	陕西出版传媒集团　陕西科学技术出版社
	电话（029）87212206　87260001
印　　刷	北京建泰印刷有限公司
规　　格	710×1000 毫米　　16 开本
印　　张	15.25
字　　数	215 千字
版　　次	2014 年 3 月第 1 版
	2014 年 3 月第 1 次印刷
书　　号	ISBN 978 - 7 - 5369 - 6007 - 7
定　　价	19.80 元

尽管现在的人们越来越热衷于养生，然而我们的现实生活中依然存在着看病难，用药贵的问题。各种报刊杂志、网络上形形色色的验方虽然广受欢迎，然而这些方子并不具备太多的可信度且操作性差，尽管饱受广大读者的青睐，却鲜有人去实践，想尝试的人又不知道该怎么操作。

为此，我们特意编写了这本《中医外治验方一本通》。所谓验方，是劳动人民与疾病作斗争的经验结晶，或见诸于中医典籍，或流传于民间，或只为家传而秘不外授。这些能治病救人的现成方子，通称为验方。验方是中华医学的宝贵财富，如果用之得当，就会收获意外的疗效。但从中医辨证论治的观点来看，它只能针对适当的病症发挥作用。如果药不对症，不仅没有疗效，甚至会起到相反的作用。因此，我们希望广大读者在选用《中医外治验方一本通》时，应首先听取医生的指导，以免引起不良后果。

本书以"撷取精华，灵验实效，简便易行"为原则，对现代医家之临床验方等进行搜集、整理，撷取中医精华，收录了百余种常见疾病的特效验方，例如感冒、心绞痛、中风、脱肛、狐臭、牙周炎、落枕、痛经、小儿腹泻等等，可谓是一本祛病延年的必备书籍。

相比同类书，《中医外治验方一本通》具有如下四个特点：一、本书以病为纲，汇集内科、外科、皮肤科、五官科、骨伤科、男性疾病科、妇产科、儿科等各科疾病，涉及病证多达100余种，既有常见病、多发病，又有疑难

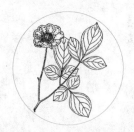
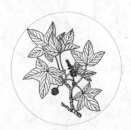
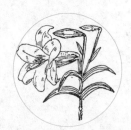

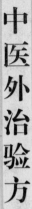

重证。二、本书具有用药常见、疗效可靠、易学实用、省钱省事的特点，非常适合大众日常保健及临床应用，可作为读者的家庭医疗顾问。三、本书以病统方，针对不同疾病，作出经典阐释，精选中医外治验方，每一处方下按"组成""用法""说明"等编写，广而不杂、井然有序。可谓是条理清晰，查阅方便，读者可轻松查找到所需要的理想方剂。四、每一种病证后附上一则生活保健，提醒患者注意病证期间一些容易忽视的生活小细节，以期早日康复。

《中医外治验方一本通》是适合家庭使用的医学百科工具书。不想再打针吃药？没问题。运用书中所列验方，同样能助你早日健康。本书可作为您和家庭自诊自疗及保健的参考书。

编　者

中医外治验方一本通

第一章

内　科

中医外治验方一本通

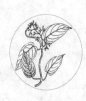

第二章

外 科

第三章

皮肤科

第四章

五官科

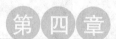

中医外治验方一本通

第 五 章

骨伤科

中医外治验方一本通

第六章
男性疾病科

第七章
妇产科

中医外治验方一本通

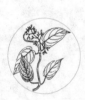

第八章

儿 科

中医外治验方一本通

内 科

第一章

感 冒

疾病 简介

　　感冒俗称伤风，是一种常见的外感疾病。本病一年四季皆有发生，尤以冬、春二季为多见。临床表现为鼻塞、流涕、喷嚏、咳嗽、头痛、恶寒、发热、全身不适等。其病因主要为风邪病毒入侵人体。当气候失宜，机体失于调和，抵抗力减弱的情况下，风邪乘虚而入致病。病情有轻重不同。轻者多为感受当令之气，一般通称为伤风；重者多为感受非时之邪，称为重伤风。如果在一个时期内广泛流行，具有传染性，称为时行感冒。现代医学的流行性感冒、上呼吸道感染、急性扁桃体炎皆属于中医感冒范畴。

验方 精选

处方1

　　【配方】荆芥2克，防风10克，薄荷9克，连翘12克，葱白、菊花各20克，柴胡6克。

　　【用法】先将上药（除葱白外）共研细末，入葱白共捣烂如泥，捏成药饼若干个备用。将上药饼分别贴于双足心涌泉穴、双手心劳宫穴、肺俞穴、

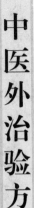

大椎穴、合谷穴，敷料覆盖，胶布固定。

【说明】疏风解表。主治风寒、风热感冒。

处方 2

【配方】水泽兰叶、黄皮果树叶、鱼腥草各 15 克，生姜、大蒜、葱白各 10 克。

【用法】上药均取鲜品，共捣烂如泥膏状备用。取上药膏分别外敷于双足心涌泉穴、太阳穴和大椎穴，上盖以纱布，以胶布固定。贴药后局部灼热、发红，随之出汗。贴药后嘱患者喝姜糖水 1 小碗，以助发汗。每日换药 1 次，连续用药 3～5 日。

【说明】清热解毒，发汗解表。主治流行性感冒。

处方 3

【配方】黄柏 30 克，薄荷 2 克，冰片 3 克，水基质 65 克。

【用法】取黄柏 30 克，水煎 30～60 分钟，将薄荷和冰片溶于黄柏液内，后将上述诸药于水基质混匀，分装于锡管内，每管 5 克，备用。将黄柏膏涂入两鼻孔内，适量即可。

【说明】清热解毒。适用于预防感冒。

处方 4

【配方】麻黄、艾叶各等量（民间方）。

【用法】开水浸渍，须臾热浴，并敷头项背部，少顷全身汗出，体温下降。

【说明】本方具有达表通里、祛风燥湿、温经止痛之功，适用于风寒感冒，诚如经云"体若燔炭，汗出而散"。

处方 5

【配方】生麻黄、北细辛各等份。

【用法】上药晒干，研成细粉，装瓶备用。选取大椎、肺俞穴（两侧），用药粉 0.5～1 克撒在 7 厘米×10 厘米大小的橡皮膏上，将药粉固定。也可用麝香虎骨膏。如用橡皮膏必须加温，以增加橡皮膏黏度，一般48 小时取下。

【说明】用本方治疗风寒感冒咳嗽95 例，总有效率为97.9%。

■ 处方6

【配方】麻黄、荆芥、防风各10 克，葱白3 段，细辛5 克。

【用法】将上药煎汤，熏洗头面，汽雾吸入。

【说明】辛温解表，疏风散寒。治风寒感冒、鼻塞、无汗、头痛。

■ 处方7

【配方】白矾、小麦、醋各适量。

【用法】将上药研为细末，用醋或开水调成膏，贴双侧涌泉穴。每日1 剂。

【说明】退热，止咳。治普通感冒、发热、头痛、咳嗽、周身酸楚。

生活保健

1. 感冒时应充分地休息，增强抵抗力。

2. 饮食应以清淡为宜，不吃油腻，可吃生大蒜。因为清淡的饮食较容易消化，大蒜又有杀菌功能。

3. 感冒流行期间，可在居室内熏些醋，杀菌杀病毒，有预防作用。

4. 体温升高时，喝清茶或果汁即可，因为吃饭会增加内脏负荷，降低抵抗力。

5. 病中保持身心愉快，有助病情迅速恢复。

发　热

疾病 简介

发热亦称身热。是一种体温高出正常标准的症状。发热可见于多种疾病，其原因较多，一般可归纳为外感、内伤两个方面。外感发热，是因感受六淫之邪或疫疠之气引起，由于体内正邪抗争，就会出现发热或高热。特别是小孩，因大脑皮质发育尚未完全，体温调节机制不够完善，所以即使微小的刺激也会引起发热。内伤发热，多由饮食劳倦所伤及情志等因素引起，常涉及气血与脏腑的病变，比较复杂。本节多指外感发热而言，除外感以外的发热，亦可应用，但须及时找出原因，对因治疗，不可耽误。中药外治对降低体温是很有效的，而且外治不会干扰内服药物的治疗。

验方 精选

处方 1

【配方】 嫩青蒿 50 克，嫩柳叶 30 克。

【用法】 上药共捣烂如泥，外敷头额部，不用包扎。干后加适量冷水，直至热降。

【说明】 有助于散热。

处方 2

【配方】 葱白、生姜各 30 克，食盐 6 克，白酒 1 盅。

【用法】 先将前 3 味共捣糊状，再加酒调匀，然后用纱布包裹，涂搽前胸、后背、手足心、腘窝等部位。搽 1 遍后，嘱病者安卧。一般 30 分钟后即见汗出，热亦渐退。次日可完全正常。

【说明】 用于发热。

处方 3

【配方】 黄连、虎杖各 30 克，白酒 50 毫升。

【用法】 先将前 2 味在白酒中浸泡 6~7 日，然后滤汁取液，倒入瓶中，密封贮存。用棉球蘸取药液，涂敷脐部。一般 30 分钟可退热。如不退，再重涂 1 次。

【说明】 用于发热。

生活保健

1. 凡发热病人，饮食宜选择清淡而易于消化的流食或半流食，以补充人体消耗的水分；宜吃具有清热、生津、养阴作用的食品；宜吃富含维生素及纤维素的蔬菜瓜果。

2. 忌吃黏糯滋腻、难以消化的食品；忌吃高脂肪及油煎熏烤炒炸的食物。

肺结核

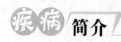 **简介**

结核病是由结核杆菌感染引起的一种慢性传染病，为全身性疾病，各种器官均可侵及。由结核杆菌感染引起的有肺结核、淋巴结核、肠结核、骨结核等，均有各自的症状，治疗方法亦不尽相同。本病属中医的"痨病"、"瘰疬"等范畴。结核病中以肺结核最多见，临床以低热、盗汗、咳嗽、咯血、食欲减退、乏力、消瘦为主要表现。

验方 精选

■ 处方 1

【配方】干苦菜、百部各 2000 克，乙醇、蒸馏水各适量。

【用法】将干苦菜洗净，加水适量煮沸 15 分钟过滤，滤渣再加水煮 15 分钟，挤压过滤，2 次滤液合并至 1000 毫升备用。百部用 5% 乙醇浸渍 24 小时，收取滤液 1500 毫升，与苦菜液混合，加 3 倍 95% 乙醇脱蛋白，回收乙醇，加蒸馏水至 2000 毫升，过滤分装，高压灭菌备用。用时雾化吸入。

【说明】适用于空洞型肺结核。

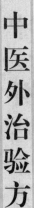

中医外治验方一本通

■ 处方2

【配方】千里光 1000 克，尼泊金 0.3 克。

【用法】取千里光加水煮提 2 次，合并药液，浓缩成膏，加 95% 乙醇 3 倍量搅匀，放置过夜，滤取上清液，回收乙醇并去除残渣，趁热放置过夜，过滤。滤液加尼泊金，再加水，加至全量为 1000 毫升，搅拌溶解，过滤，即得。喉头喷雾吸入，每次 20 毫升。

【说明】适用于肺结核及上消化道感染。

■ 处方3

【配方】木鳖子仁 15 克。

【用法】上药研细，包敷涌泉穴上。3 日更换 1 次，连包 30 次左右后，摄片复查。

【说明】木鳖子仁能消肿散结，解毒。主治痈肿、咳嗽、吐血、气急、气逆。

■ 处方4

【配方】紫皮大蒜 250 克，麝香 6 ~ 12 克。

【用法】将大蒜捣如泥，把 2 指宽的棉纸用水打湿，贴在第 1 胸椎到第 12 胸椎上，再把麝香放在第 1 胸椎和第 12 胸椎两头，棉纸覆盖一层，然后用大蒜泥均匀敷满第 1 ~ 12 胸椎上面，再覆盖棉纸或纱布，胶布固定。令患者卧床 12 ~ 24 小时后取下。

【说明】本方经治 1000 余例肺结核患者，疗效较好。

■ 处方5

【配方】五倍子 3 克，飞辰砂 1 克。

【用法】先将五倍子研成细粉，再与飞辰砂拌和，然后用水调成糊状，敷脐，外盖塑料薄膜，胶布固定。每 24 小时换 1 次，直至症状好转。

【说明】本方宜于肺结核盗汗患者，其功效主要是止汗。

■ 处方6

【配方】白芥子、醋各适量。

【用法】将白芥子研末，加醋调成糊状，放于直径 3～4 厘米之膏药上。依次轮流贴于下列对称穴位上：结核（大椎旁 1 寸半）、风门、肺俞、心俞、肾俞。每隔 4～5 日贴 1 次，每次贴 1 穴。当局部有烧灼感时即取下膏药，继之局部可出现小水疱，不宜贴得过久。

【说明】应用穴位贴敷法治疗空洞型肺结核。

生活保健

1. 注意休息，避免劳累，有发热、咯血时应卧床休息。

2. 多食鱼肉、蛋、牛奶、豆制品等高蛋白食品，少吃含脂肪高的食物，必须戒烟，饮酒亦应节制。

3. 咳嗽、打喷嚏时要用手帕或手捂住口、鼻，用餐时最好采用分餐制，不要和婴幼儿并头睡在一起。

4. 居室常开窗通风，病人的被褥等物品应常在阳光下暴晒。

支气管炎

疾病 **简介**

支气管炎是指气管、支气管黏膜及其周围组织的慢性非特异性炎症。临床上以长期咳嗽、咳痰或伴有喘息及反复发作为特征，可并发阻塞性肺气肿、肺动脉高压和肺源性心脏病。

支气管炎主要原因为病毒和细菌的重复感染形成了支气管的慢性非特异性炎症。当气温骤降、呼吸道小血管痉挛缺血、防御功能下降时都可致病；烟雾粉尘、污染大气等慢性刺激亦可发病；吸烟使支气管痉挛、黏膜变异、纤毛运动降低，易于发病；过敏也是致病的因素之一。

验方 精选

■ 处方 1

【配方】木鳖子3克，炒桃仁、白胡椒各7粒，白皮鸡蛋1个。

【用法】上3味药共研细粉，用白皮鸡蛋清调和，贴双足心。用药期间需静卧休息15小时，两脚平放1次即愈。

【说明】治内伤咳嗽、痰热郁肺型支气管炎。

■ 处方 2

【配方】木鳖子60克，白胡椒0.2克，二丑0.5克，杏仁1.5克，白鸡胆4枚。

【用法】前4味药研细粉，白鸡胆取汁，与药粉和为药膏，摊新白布上，令病人洗净脚，足心贴药膏，胶封条固定。男左女右，昼夜去之。

【说明】本病属内伤咳嗽、痰热郁肺型，遵："上病取下，内病外治"法，方中木鳖子清热解毒，白胡椒、二丑、杏仁、鸡胆汁合为清热化痰、止咳平喘。

■ 处方 3

【配方】苍山水菖蒲根粉200克，干姜粉20克，松香500克。

【用法】将松香熔化，依次加入苍山水菖蒲根粉及干姜粉，搅拌调成膏药，分别贴于肝俞穴、胃俞穴、中脘穴及鸠尾穴。贴前可用生姜片擦红穴位局部皮肤。一定要夜贴昼揭，每晚换1次，也可在膏药贴上后，用热水袋加热15分钟，便于药物渗透吸收。6天为1疗程。

【说明】为增强膏药的平喘、消炎、镇咳作用，将生石膏、生桃仁、生杏仁等量研粉，用鸡蛋清适量制成膏药，贴于一侧涌泉穴和手心，两侧可交替使用。

■ 处方 4

【配方】葱白、鱼腥草各60克，生姜12克，白酒适量。

【用法】将上药捣烂调拌白酒，外敷膻中穴，每日1次。

【说明】 止咳化痰。治支气管炎咳嗽多痰。膻中穴位于人体胸部的正中线上，在两乳头之间连线的中点。

生活保健

1. 日常注意口腔卫生，坚持早晚及饭后刷牙。减少烟酒和粉尘刺激，还需纠正张口呼吸的不良习惯。应加强身体锻炼，增强体质，预防呼吸道感染，少用烟酒，积极治疗咽部周围器官的疾病。合理安排生活，保持心情舒畅，避免烦恼郁闷。保持室内合适的温度和湿度，空气新鲜。

2. 宜吃清淡食物、新鲜蔬菜，如白菜、菠菜、油菜、萝卜、胡萝卜、西红柿、黄瓜、冬瓜等，不仅能补充多种维生素和无机盐的供给，而且具有清痰、去火、通便等功能。经常含服四季润喉片、薄荷喉片等。

3. 少吃黄鱼、带鱼、虾、蟹、肥肉等，以免助火生痰。不吃刺激性的辣椒、胡椒、蒜、葱、韭菜等辛辣之物，菜肴调味也不要过咸、过甜，冷热要适度。

咳　嗽

疾病 简介

咳嗽是呼吸道对外界刺激的一种反应，它本身和发烧、呕吐一样，对人体具有一定的保护作用。但是这种保护作用有一定限度，超过一定限度对人体不但起不到保护作用，反而会有害，因此要加以控制。咳嗽不仅仅是感冒的表现，许多呼吸系统疾病，如急慢性支气管炎、肺炎、支气管扩张、肺结核、肺癌等疾病都能引起咳嗽。中医认为其病因有内外之分。内因多为肝火、脾虚、痰湿所致；外因以六淫外袭所致。内因所致，多属内伤咳嗽，属慢性病；外因所致，多属外感咳嗽。无论内因和外因，皆与肺有关，临床均以咳嗽为主症。兼表证者，多为外感咳嗽；无表证者，多为内伤咳嗽。痰多清稀色白为寒，痰多黏稠色黄为热。无论何种咳嗽，都可能互相转化，急性咳嗽失治迁延可转化成慢性咳嗽；慢性咳嗽复受诱因所致又可急性发作。

验方 精选

处方 1

【配方】生麻黄、苍耳子、肉桂各 3 克，半夏 2 克，公丁香 0.5 克。

【用法】上药共研细末，用水调成糊状，敷脐，纱布覆盖，胶布固定。每日 1 次。直至治愈。

【说明】本方对小儿咳嗽经久不愈者有较好疗效。据临床观察，总有效率可达 90% 以上。

处方 2

【配方】桂枝、干姜、杏仁、芍药、甘草、桔梗各 5 克，异丙嗪 15 毫克，林可霉素 0.4 克，三乙醇胺 0.2 克，二甲基亚砜 0.2 克，葱汁适量。

【用法】上药除杏仁外，先将其余中药共研细末，再混合 4 味西药，然后与杏仁共捣研，用葱汁调成糊状。取少量敷脐，胶布固定。每日 1 次，直至治愈。一般数日后见效。

【说明】方中 4 味西药医院有配。

处方 3

【配方】大蒜 2 只。

【用法】剥去外皮，捣烂。取豆瓣大 1 团，置于伤湿止痛膏中心，贴双足涌泉穴（足掌心，第 2 跖骨间隙的中点凹陷处）。晚敷晨揭。每日 1 次。连贴 3 ~ 5 次即愈。

【说明】本方应现捣现用。

处方 4

【配方】川乌、草乌、麻黄、细辛、白芷、白附子、川椒、皂角（去核、皮）各 150 克，香油 250 毫升，冰片 100 克，白矾 20 克，薄荷脑 4 克，樟丹 400 克。

【用法】将前8味药放入香油内炸后去渣，再把香油烧开，放入樟丹，用木棒搅动，待搅至滴水成珠时，试其硬度（卡断为度）。将锅离火，待温度下降，膏药能拔丝时，放冰片搅匀，2分钟后加研细的白砒、薄荷脑搅匀，均匀摊于牛皮纸或白布上，每块膏药10~15克，备用。5日换药1次，3贴为1个疗程。休息7~10日再行下1个疗程。

【说明】止咳，祛痰，平喘，消炎。主治慢性支气管炎。

处方5

【配方】生半夏、生天南星、甘遂、冬虫夏草、麻黄、地龙、百部各100克，肉桂、沉香、冰片、铅粉各适量。

【用法】上药按传统黑膏药熬制方法制作，每贴重7克（含生药3克），收贮备用。用时取药膏，先用小火将膏药烤软，分别贴于膻中穴、风门穴、肺俞穴，每7日换药1次，2次为1个疗程。

【说明】宣肺平喘，止咳化痰。主治慢性支气管炎，兼治咳喘。

处方6

【配方】黄芩、桑叶、连翘、半夏、茯苓各40克，陈皮30克，甘草、杏仁各20克，白芥子10克。

【用法】上药共研细末，装瓶备用。取药末适量，用清水少许调为稀糊状，外敷于肚脐处。敷料覆盖，胶布固定。每日换药1次，7次为1个疗程。

【说明】疏风清热，宣肺止咳。主治急性支气管炎（咳嗽）。

处方7

【配方】蜈蚣1克，全蝎1克，白胡椒1.5克。

【用法】上药烤干共研细末，摊在普通膏药上面，贴背部肺俞穴。每日换药1次，直至咳嗽好转或停止。

【说明】用药期间忌食酸、冷、辛、热燥之食物。

中医外治验方一本通

1. 咳嗽未愈期间在饮食上多加调理，可以收到事半功倍的效果。忌冷、酸、辣等刺激性食物。宜多喝水。饮食宜清淡。

2. 民间有"生梨炖冰糖"治疗咳嗽的习惯，不过这种吃法对咳嗽初起（新咳）是不妥的。中医认为新咳治疗应以宣、散为主，而冰糖润肺，有遏邪可能。

哮 喘

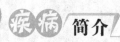

疾病 简介

哮喘是哮症与喘症的合称。哮，主要指呼吸气急而喉间有痰鸣声；喘，主要指呼吸急促。在临床上不如此细分，多统称为哮喘。哮喘发作与季节有密切关系，一般好发于秋、冬两季，夏天缓解。发作时可见胸闷、气急、哮鸣、咳嗽、咳痰。本病农村较城市多，北方的发病率比南方高。多数病人在12岁前发病，在儿童期男比女多，成年后差别不显著。本病现代医学称为支气管哮喘，认为是一种肺部的过敏性疾病，凡具有过敏性体质者，在吸入过敏性抗原微粒或呼吸道感染时，均可引发；食物中特别是海产品、鱼虾、卵蛋白、牛奶等也可诱发。本病应在未发作时注意预防，发作时及时治疗。

验方 精选

处方1

【配方】椒目2克，葶苈子3克，艾条1根。

【用法】将上2味药碾烂拌匀。先用艾条灸定喘穴、大椎穴、肺俞等穴各15分钟，再将药末粘在胶布上贴穴位。灸完1个穴位就立即将药贴上。1次用完，2日1换。

【说明】本法在灸后贴药效果好。不灸照上方贴亦可，但见效慢。

处方 2

【配方】白芥子10克，甘遂、猪牙皂各8克，黄酒适量。

【用法】上药共研细末，黄酒适量调和成膏，分贴于华盖穴、膻中穴、肺俞穴（双）、风门穴（双），塑料膜覆盖，胶布固定。每10天敷贴1次，共贴3次。每逢三伏天、冬至日即可敷贴，要求连用3年。

【说明】本方具有温肺平喘之功。用于哮喘6例，5例痊愈，1例显效。

处方 3

【配方】鲜地龙5条，葶苈子6克，沉香末3克，生姜末3克，皮硝12克，轻粉1克，冰片少许。

【用法】上药共捣如泥，用布包裹，外敷背正中。第2日即可平喘。

【说明】轻粉又名汞粉，为粗制的氯化亚汞结晶，具有强烈的毒性反应，内服易中毒。在操作时慎防入口。

处方 4

【配方】牵牛子30克，木鳖子60克，白胡椒10克，鸡蛋5个。

【用法】先将前3味研细末，再将鸡蛋磕开后去黄取清，共调为糊状。外敷两脚踝周围15小时，包扎固定。一般1次即愈。

【说明】本方在治疗期间应卧床休息，并忌食辛辣、海腥、油腻、生冷等食物，忌房事半个月。木鳖子有毒，严禁入口。

处方 6

【配方】白芥子、葶苈子、细辛各15克，醋延胡索30克。

【用法】上药共研细末，以生姜汁调和成膏状备用。取上药膏分成10份，摊于塑料薄膜上，分别贴于双百劳穴、肺俞穴、膏肓穴、足三里穴、丰隆穴上，以胶布固定。春、夏贴3~6小时，秋、冬贴6~12小时，每2~3日贴1次，连续3~5次。

【说明】祛寒化痰，温肺化饮，降逆平喘。主治慢性喘息型支气管炎。

■ 处方7

【配方】生麻黄、白芨、紫菀各10克，天南星、半夏、桔梗、川贝、细辛、杏仁、甘草各15克，生姜32克，阿胶32克，香油、黄丹各适量。

【用法】除阿胶外，上药用香油熬、黄丹收，再以阿胶搅匀即成。贴肺俞穴（双）。

【说明】宣肺化痰，降逆平喘。主治哮喘。

生活保健

1. 某些药物会导致或加重哮喘发作。如阿司匹林引起的哮喘，同样，扑热息痛、芬必得、保泰松、甲灭酸、氟灭酸、萘普生、双氯灭痛和炎痛喜康等也不容忽视。降血压药如利血平、胍乙啶等，也可导致哮喘，或使哮喘恶化。哮喘病人严禁使用这些药物。

2. 哮喘患者不要吃疑为过敏原的食物，禁食可能诱发哮喘发作的食物（俗称"发物"），如虾、蟹、竹笋、苦瓜、西瓜、绿豆芽以及烟酒等。应多吃含维生素A比较丰富的食物，如动物肝脏、蛋黄、牛奶及胡萝卜等。多选用益肺理气、止喘补咳的食品，如梨、枇杷、百合、莲子等。避免接触刺激性气体、烟雾、灰尘和油烟等。

肺 炎

疾病 简介

肺炎是指肺泡发炎，主要因感染病毒、病原体、细菌、真菌等引起。

本病分为大叶性、小叶性、间质性、病原体性、非典型性、中毒性等多种形式，由分泌凝固性的渗出物充堵在肺泡内及细胞气管内的一种严重疾病。它是由病原体侵入机体，尤以细菌感染如肺炎球菌、金黄色葡萄球菌、军团菌、真菌、克雷白肺炎杆菌等最为常见，是细菌或过滤性病毒所引起的。发病之初，伴有轻微的感冒现象，几小时后，高热、呼吸急促、咳嗽、面红、胸痛或咳出脓状铁锈色般浓痰，小儿时有痉挛发生。病重者神态模糊、嗜睡、谵妄、下痢、蛋白尿、烦躁不安等。该病来如闪电，去得也快，很容易引发肋膜炎、心囊炎、肺坏痈等，甚至导致生命危险，病人千万不能忽视。

验方 精选

处方1

【配方】葱白、艾叶各6克。

【用法】捣烂敷脐。

【说明】适用肺炎发热者。

处方2

【配方】紫苏子30克，雄黄9克，细辛、没药各15克，醋适量。

【用法】上药共研细末，用醋调和成膏状。取膏药贴敷于胸部听到啰音最明显的部位。经常保持药物湿润，如干燥，用醋调湿后再敷。每剂可连敷2~3次。

【说明】适用于痰鸣长久、迁延不愈的各种类型的肺炎。

处方3

【配方】鹅不食草5克。

【用法】将鹅不食草研为细末，装入瓶中密封，用时取出少许，用麦秆吹入患儿鼻中，每日2次。

【说明】适用于小儿肺炎兼治严重时可出现的呼吸困难、鼻塞、张嘴呼吸、高热不退等症状。采用鹅不食草吹鼻通窍法，用药后连打喷嚏数个，呼吸得以缓解，再对症下药，疗效极佳。

处方4

【配方】白芥子粉30克。

【用法】用白芥子粉外敷胸前部。

【说明】清热解毒，宣肺定喘。主治小儿肺炎。

■ 处方 5

【配方】冰片 0.5 克，苏打 6 克。

【用法】上药用开水冲，以新毛巾蘸之热敷患儿胸背部即可。

【说明】冰片、苏打伍用。主热病神昏，开窍散郁，治痰厥、惊痫，故对小儿肺炎危急期有良效。

■ 处方 6

【配方】黄芩、黄连、大黄各 10 克，酒适量。

【用法】上药共研细末，热酒调敷剑突下（鸠尾穴）。2 小时去药，若重症可换药再敷。

【说明】适用于小儿肺炎（高热期）。

■ 处方 7

【配方】诃子 10 克，川楝子、栀子各 30 克，鸡蛋 2 个，酒、醋各适量。

【用法】上药共研末后用酒、醋、鸡蛋清调拌涂敷于胸脯或疼痛处。

【说明】本方能够治疗肺炎，消肿止痛，并对扁桃体炎有特殊疗效。

生活保健

1. 肺炎急性期以清热化痰宣肺为主，恢复期以养阴润肺或健脾补气益肺为主。

2. 饮食宜清淡，戒烟酒。伴有发热者应多饮水。

3. 保持室内空气流通、清洁，避免接触油烟等刺激性气体。

急性胃炎

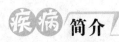 **简介**

　　急性胃炎主要是指因食物中毒、化学品或药物刺激、腐蚀、严重感染等引起的胃黏膜急性病变。主要诱因有烈酒、浓茶、咖啡、辛辣食物、药物、物理因素（粗糙食物）、细菌等。在夏、秋季，起病急，主要表现为发热、恶心、呕吐、腹泻、腹痛、脱水、休克、脐周压痛等，有时与溃疡相似，应及时治疗。中医学认为，本病属于湿热下注、脾胃失调所致，治疗时应清热利湿、解痉止痛来调理脾胃。

　　中医学将下腹受风寒而致的急性胃炎又分两种：一种是食积泄泻，腹痛与泄泻交并阵发，粪便如糊状，有酸腐味，舌苔白，食欲不振；另一种是湿热泄泻，腹痛与泄泻交并，粪便像水，小便短少，色如浓茶，有口渴症状。

验方 精选

处方 1

【配方】梔子 50 克，鸡蛋 2 个。

【用法】梔子研为细末，用鸡蛋清或水调成糊状，敷肚脐或两脚心。每隔 12 小时把药膏取下再加水或鸡蛋清，使之保持一定湿度，连敷 3 ~ 4 天。

【说明】行气散寒，止痛。

处方 2

【配方】大蒜适量。

【用法】大蒜连皮放热水中煨热，去皮捣烂，用油纱布 2 层包裹，敷肚脐。局部有烧灼感时去掉，每日 1 次

【说明】散寒止痛。治胃脘冷痛。

处方3

【配方】樟树皮、莱菔子各15克，艾叶10克，白米饭适量。

【用法】上药洗净捣烂如泥，敷脐上。

【说明】本方主治急性胃炎。

生活保健

1. 患者若食欲不振，就不要勉强进食，若有发热症状，最好不要吃粥饭。刺激性的食物要忌绝。

2. 采取少量多餐的原则，进食较易消化的半流质食物，待消化机能恢复后，再进固体食物。尽早治愈，不可拖延。

3. 应注意多休息，适当运动。

4. 刺激性药物应饭后或与饭同时服。

慢性胃炎

疾病 简介

慢性胃炎属中医胃脘痛、痞满等证范畴。中医学认为由气滞、脾虚、血瘀，诸邪阻滞于胃或胃络失养所致。该病以胃黏膜的非特异性慢性炎症为主要病理表现，病因可能除急性病外，还与胃黏膜受理化因素、细菌或毒素反复刺激和直接损害有关，其中尤以青壮年男性为多。临床表现为上腹部慢性疼痛、消化不良、食欲不振、恶心、呕吐、泛酸、饱胀、嗳气、纳差、大便不调，胃镜检查胃黏膜充血、水肿、糜烂、变薄。本病从病理表现可分为浅表性胃炎、慢性萎缩性胃炎、糜烂性胃炎和肥厚性胃炎四种，第一种为多见。本病预后良好。但严重者可有癌变的可能。胃痛及炎症与肝脾密切相关，肝脾气失和常易导致胃病。治疗本病以理气和胃为主。若属虚者，应温中补虚，养阴益胃；若属实者，应疏肝、泄热、散瘀为主。

验方 精选

■ 处方 1

【配方】吴茱萸 15 克，花椒 20 克。

【用法】上药研细末，取适量水调成糊状，敷脐，纱布固定，每日更换 1 次。

【说明】温中散寒。治胃脘冷痛。

■ 处方 2

【配方】臭参、白术、黄精、蛇参、小黄伞、腌鸡尾、木姜子、乌梅、天仙藤、苦绞股蓝各等量，醋适量。

【用法】上药研末，用醋调成糊状，敷于关元穴、神阙穴，外用胶布固定。2 日 1 次。

【说明】本方具有益气养阴、升清降浊的作用。适用于慢性萎缩性胃炎及慢性浅表性胃炎。

生活保健

1. 患者应注意卧床休息，适量饮水。
2. 给予流质食物，戒烟酒。
3. 避免暴饮暴食，不吃不洁之物。

胃下垂

疾病 简介

　　胃下垂是指人立位时胃下缘达盆腔，胃小弯最低点在髂嵴水平以下。多见瘦长无力体型者，有的患者也同时伴有其他内脏下垂的现象。胃下垂者常有消化不良等症状，在直立时加重，平卧时减轻。

中医外治验方一本通

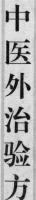

精选

■ 处方 1

【配方】五倍子 5 克，蓖麻仁 10 粒。

【用法】上药共捣烂如泥。取少许于空腹时贴敷百会穴（头顶部正中线上，距前发际 5 寸）7 分钟，纱布覆盖，胶布固定。每日 3 次。一般 1~2 周即愈。

【说明】用于胃下垂。

■ 处方 2

【配方】蓖麻仁 10 克，升麻粉 2 克。

【用法】蓖麻仁即蓖麻子去壳后的仁，升麻粉为升麻研成粉。两药共捣烂如泥，制成直径 2 厘米、厚 1 厘米的圆饼，置于百会穴（头顶部正中线上，距前发际 5 寸）30 分钟，胶布固定。然后仰卧，放松裤带，将热水袋（80℃的热水）熨烫圆饼。每日 3 次。每块圆饼可用 5 日，休息 1 日后更换新的。10 日为 1 个疗程。一般 2~3 个疗程即愈。

【说明】本方治疗以饭后 2 小时为宜。凡心脏病、高血压、呕吐、咯血者及孕妇忌用。治疗期间不要作剧烈活动，禁止房事。蓖麻仁有毒，药饼勿内服。

■ 处方 3

【配方】新鲜毛茛，红糖少许。

【用法】取新鲜毛茛，除去外茎、留下根须，清水洗净阴干，切碎，并加入红糖少许（约 3%），共捣如泥膏状备用。取药膏适量，装入青霉素瓶的橡皮盖凹内，贴敷于胃俞穴、肾俞穴，待 15 分钟左右，患者即觉局部有蚁行感，进而产生烧灼感，即可将药弃去。如局部起水疱不必刺破，可待其自行吸收。贴敷次数可依据病情轻重，灵活掌握。

【说明】用上药治疗胃下垂。经临床观察，该法对缓解胃痛症状疗效较好。

中医外治验方 一本通

处方 4

【配方】葛根30克，山药、黄芪、党参、五味子各15克；肉桂、木香、草果各10克，升麻5克。

【用法】上药共研细末，装入双层布袋中，用线缝闭备用。取药袋日夜兜在胃脘部，每剂可用1个月。

【说明】补中益气。主治胃下垂，屡用有效。一般连用2～3个月，收效颇佳。

处方 5

【配方】川枳实、蓖麻仁各等量。

【用法】将上药制成10%的溶液，行离子透入疗法。每日1次，每次10～20分钟，15日为1个疗程。

【说明】有人应用上药治疗胃下垂18例，痊愈者13例，显效者2例，好转者2例，无效1例，总有效率为94.4%。多数患者治疗后症状消失，体重增加。

生活保健

1. 避免暴饮暴食。
2. 不宜久站和剧烈跳动。
3. 卧床宜头低脚高，可以在床脚下垫高两块砖头。
4. 性生活对体质衰弱者是较大负担，应尽量减少房事次数。

胃　痛

疾病 简介

上腹部疼痛，一般称为"胃脘痛"，简称"胃痛"。原因有寒痛、热痛、虚痛、气痛、瘀痛、食痛、虫痛等。其中，以胃气虚寒加之饮食生冷以及吸入冷气，直接引发的胃脘疼痛最为常见。

胃痛包括现代医学上的胃炎、消化性溃疡、胃神经官能症，胆囊炎和胰腺炎等疾病。临床上应认真检查，注意鉴别，进一步确诊。并根据同病异治、异病同治的原则，结合分型，适当地选用穴位外治法。

验方 精选

处方 1

【配方】荜茇、干姜各15克，甘松、山柰、细辛、肉桂、吴茱萸、白芷各10克，大茴香6克，艾叶30克。

【用法】上药共研末，以柔软的棉布折成20厘米见方的兜肚形，内层铺少许棉花，将药末均匀撒上，外层加一块塑料薄膜，然后用线密密缝好，日夜兜于胃脘部。

【说明】用兜肚治疗2个月更换新药，一般用药2次，对胃寒引起的胃痛疗效明显，曾观察治疗30例，均获良效。

处方 2

【配方】七叶莲（又名龙爪树、七叶加、鸭脚木、西南鹅掌柴）、酒各适量。

【用法】鲜品捣烂，酒炒热敷。或干品10~16克，煎服。

【说明】七叶莲系五加科、鹅掌柴属。性能微甘、苦、温。祛风除湿、止痛。药用叶及茎皮。

处方 3

【配方】透明雄黄、火硝各等份，麝香少许。

【用法】上3味药共为极细粉，冷井水调，点眼内睛明穴，男左女右，扶行数步立愈。

【说明】古称心痛，实属今之胃脘痛或虫痛，相当于现代医学胃痉挛、急性胃炎、胃及十二指肠溃疡、胆道蛔虫等病。方中火硝、雄黄、麝香皆辛温，

中医外治验方一本通

共奏活血、破坚、散结之效。

■ 处方4

【配方】青黛、密陀僧各30克，雄黄、轻粉各15克，鸡蛋2枚。

【用法】上药共研细末，以鸡蛋清调匀成糊状备用。用时取药膏适量，外敷于疼痛处，外以纱布盖上，胶布固定，每日换药1次。

【说明】清胃止痛。主治胃脘痛（胃热型）。

■ 处方5

【配方】香附、延胡索、高良姜各15克，木香、九香虫各9克，干姜6克，冰片1.5克，黄酒适量。

【用法】上药共研细末，装瓶备用。取本散15克，用黄酒少许调和成糊膏状，敷于神阙穴上，覆盖纱布，胶布固定。每日换药1次，痛止为度。

【说明】散寒，理气，止痛。主治胃脘痛（寒邪客胃型）。

■ 处方6

【配方】丁香、木香、小茴香、花椒、荜茇、麻黄、桂枝、干姜、细辛、白芷各10克，红花、苏叶各30克，艾叶100克。

【用法】除艾叶、红花、苏叶外，余药共研粗末，混合，然后共装入20厘米×20厘米双层布袋，佩戴胃脘部。白天使用，晚上取下，隔1周暴晒1次。一般半个月可愈。

【说明】本方尤宜于虚寒型胃痛者。

生活保健

1. 纠正不良饮食习惯。多食清淡，少食肥甘及各种刺激性食物，如含乙醇及香料的食物。应戒烟戒酒。饮食定时定量。

2. 注意营养平衡，平时的饮食应供给富含维生素的食物，以利于保护胃黏膜和提高其防御能力，并促进局部病变的修复。

呕 吐

疾病 简介

呕吐是指饮食、痰涎由胃中上涌，自口而出。多为胃失和降，气逆于上所致。古代医家多以有声无物为呕，有物无声为吐，有物有声为呕吐。现在一般不细分，而将有声无物者称为干呕。呕吐常见于现代医学中的神经性呕吐、胃炎、幽门痉挛或梗阻、胆囊炎、胰腺炎等疾病。临床需认真检查，对症治疗。

验方 精选

处方 1

【配方】鲜生姜、半夏各 10 克，醋适量。

【用法】上药共捣碎，用醋调成糊状，贴敷中脘穴（正中线上，脐上 4寸），纱布覆盖，胶布固定，1 次吐止。

【说明】适用于寒邪呕吐者。

处方 2

【配方】吴茱萸 5 克，生姜 3 片，醋适量。

【用法】上药共捣碎，用醋调成糊状，敷贴脐部，纱布覆盖，胶布固定。可立即止呕。

【说明】适用于胃中素寒，恶心呕吐。

处方 3

【配方】苍术 30～50 克，麦麸 250～300 克，白酒适量或食醋少许。

【用法】先将苍术研粗末，拌麦麸炒黄，一半以白酒淬之，一半以纱布包裹备用，酒淬后以口鼻吸其热气，再用药包热熨前胸。

【说明】凡外感风寒或饮食过量引起的呕吐均可用此方。方中苍术辛温，可发汗解表、燥湿健脾，配以麦麸及白酒或食醋，可降逆止呕。

处方4

【配方】金沸草、代赭石各等份，米醋适量。

【用法】上药共研细末，加米醋适量调和成糊状。取药膏分别外敷于中脘、胃俞（双）穴上，每日换药3～5次。

【说明】降逆止呕，主治呕吐。屡用效佳，一般连用5次即可止吐。

处方5

【配方】鲜生姜10克。

【用法】先将生姜捣碎，敷脐，外贴麝香壮骨膏，然后用热水袋温熨。每24小时更换1次，直至吐止。

【说明】本方原治因化疗后引起的呕吐，经临床应用，对其他原因引起的呕吐也同样有效。

生活保健

1. 治疗呕吐应查明病因，辨证施治。
2. 平时应搞好环境卫生，加强体育锻炼。
3. 不吃不洁净的食物，不饮不洁净的水。
4. 积极治疗原发性疾病，避免刺激性食物。

消化不良

疾病简介

消化不良是由于胃液、胆汁、胰液或肠液的分泌减少，以及饮食过量引

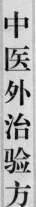

起的胃肠道功能失调而产生的消化功能障碍。以食欲不振、腹胀、腹泻、嗳气腐臭、体重减轻等为主要症状，治疗宜健脾消食。

验方 精选

处方 1

【配方】胡椒、公丁香各 3 克，醋适量。

【用法】上药共研细末，用醋调成糊状，贴脐眼。24 小时后换贴 1 次。

【说明】温中散寒。主治中焦寒凝、运化失常之单纯性消化不良。

处方 2

【配方】鲜吴茱萸叶适量。

【用法】吴茱萸叶洗净捣烂，调洗米水，炒热敷肚脐，每日换药 1 次。

【说明】小儿消化不良。

处方 3

【配方】大葱白 2000 克，米醋适量。

【用法】将葱白切成细丝和醋炒至极热，以无汤水为度，分作 2 份，用布包好，趁热敷于脐部，凉则互换，不可间断。其凉后，仍可加醋少许，再炒热。共需敷 3～6 小时，待患者腹部渐软，结开，胀则逐消。

【说明】主治消化不良，腹胀痛。葱白辛温，归肺、胃经，可散寒通阳，配合苦温之米醋可用于治疗消化不良兼阴寒腹痛。

处方 4

【配方】鲜石榴皮适量。

【用法】将石榴皮捣烂，敷于脐部。

【说明】石榴皮性味酸涩，有杀虫止泻之功，用于消化不良而兼腹泻或有虫者，可收并治之效。

生活保健

1. 培养良好的饮食习惯。吃饭应定时定量，不可暴饮暴食。

2. 宜食清淡、易消化食物，但应保持食物的多样化，注意增加营养。

3. 注意保暖，不要使胃肠道受寒、受刺激。

4. 养成定时排便的习惯，保持消化道通畅。

呃 逆

疾病 简介

　　本病是气逆上冲，喉间呃逆连声、声短而频，令人不能自制的一种病症。一般同寒气蕴蓄、燥热内盛、气郁痰阻、气血亏虚导致胃失和降、上逆动膈而形成。若在其他急、慢性疾病过程中出现，则每为病势转向严重的预兆。其临床表现为：呃呃连声、响亮而急促，或呃声低怯、并伴有脘中冷气，口渴便秘，虚烦不安，心腹胀满等为主症。

验方 精选

处方1

【配方】巴豆壳4克，降香2克。

【用法】上药分别研细，混匀，用纸卷成香烟状，点燃后吸入。每咽一口时尽可能屏气，直至憋不住为止。一般吸1~3口即可止呃。

【说明】用于呃逆。

处方2

【配方】丁香5克，醋适量。

【用法】丁香研细末，用醋调成泥状，敷脐，纱布覆盖，胶布固定。一般15分钟即止。如顽固者，每日晚上1次。半个月可以去根。

中医外治验方一本通

【说明】和中降逆。

■ 处方 2

【配方】芒硝 18 克，胡椒 40 粒，朱砂 5 克。

【用法】上药共研细，敷脐，纱布覆盖，胶布固定。一般 1 小时即止。

【说明】降逆止呃。

■ 处方 3

【配方】吴茱萸、苍耳子各 20 克，肉桂 5 克，米醋适量。

【用法】上药共研细。取 10 克用米醋调成糊状，外敷双足涌泉穴（足掌心，第 2 跖骨间隙的中点凹陷处），纱布覆盖，胶布固定，直至呃止停药。

【说明】苍耳子有毒，使用时要慎防中毒。

■ 处方 4

【配方】乌附子、小茴香、广木香、羌活、干姜、母丁香、食盐各等份，麦麸适量。

【用法】上药粉碎为末，过筛，取药粉 15 克，撒于胶布中间，分别贴于中脘穴、阴都穴、胃俞穴上，用布覆盖，将麦麸炒热，布包轮换熨敷 3 穴。

【说明】方中羌活散寒祛风；附子、干姜、小茴香温中散寒；木香行气止痛、消食健胃；母丁香温中降逆、散寒止痛；配以食盐共奏温中散寒、降逆止呃之功。治疗寒呃。症见呃声沉缓，面色苍白，手足不温，身困食少，腰膝酸软，舌质淡，苔白润，脉沉细迟。

■ 处方 5

【配方】雄黄 3 克，黄酒 1 盏。

【用法】上药共加热至沸，两鼻吸其上腾的热气，呃逆立止。

【说明】雄黄为含硫化砷的矿石，有毒。操作时慎防入口，吸气以止呃逆为止，不可过度，以免中毒。

处方6

【配方】姜汁、蜂蜜各等量，丁香10克。

【用法】取上物混合捣如膏，取药膏贴敷中脘穴、阴都穴，盖以纱布，胶布固定，每日1换。

【说明】方中姜汁温中降逆；丁香温中降逆、散寒止痛，配以甘平之蜂蜜可治大病后阴阳两虚之呃逆。症见久病或大病后，气逆上冲，喉间呃呃作声，声短而频。

生活保健

1. 饮食宜清淡，易消化，忌食生冷、辛辣等食物。

2. 呃逆经久不愈，应做胃镜、钡餐造影等相关检查，以明确病因。

3. 若久病、重病后期出现呃逆不止者，多提示临床危证，须予以高度重视。

胃及十二指肠溃疡

疾病 简介

　　胃与十二指肠溃疡病又称消化性溃疡病，是指仅见于胃肠道与胃液接触部位的慢性溃疡，其形成和发展与酸性胃液和胃蛋白酶的消化作用有密切关系。患者的上腹疼痛有下列特点：慢性疼痛病史，呈周期性发作，每次发作可持续数天或数周。发作一般与季节转变、过度疲劳、饮食失调有关，一般都呈节律性疼痛。进食或内服碱性药物多可使疼痛缓解。疼痛性质以饥饿样不适和烧灼痛为多见，亦可为胀痛、刺痛。可伴有恶心、呕吐、嗳气、便秘及消化不良症状。并发症常可出现穿孔、大出血、幽门梗阻、癌变。溃疡常为单个性，但也可有多个溃疡。胃和十二指肠球部溃疡同时存在时，称复合性溃疡，多见于青壮年。

验方 精选

■ 处方1

【配方】山栀子、白芥子各 20 克，白芷、甘遂、川乌、草乌、芦荟、杏仁、桃仁、使君子、草决明、皂角、红花各 10 克，细辛、白胡椒各 5 克，冰片 2 克，鲜姜汁适量。

【用法】将上药共研为极细末，装入瓶内备用。取穴：中脘穴、上脘穴、下脘穴、神阙穴、梁门穴、背部压痛点（多在灵台穴、至阳穴处）、手三里穴、内关穴、脾俞穴、胃俞穴、膈俞穴、肝俞穴、足三里穴。配穴：痛经者，加关元穴、腰骶穴；冠心病者，加膻中穴、辄筋穴、屋翳穴；乳房包块者，加乳房包块处；阳痿者，加命门穴、腰眼穴、关元穴；咳喘者，加身柱穴、肺俞穴、中府穴、膻中穴；胆石症、胆囊炎者，加肝俞穴、胆俞穴。用时取药末适量。同鲜姜汁调成膏状，摊于方型硬纸上，每块小儿 3~5 克，成人 5~8 克，贴于穴位，胶布固定。48~72 小时换穴换药，每次选 6~10 个穴位。

【说明】据临床观察，有人贴药 2 小时，即有肠鸣排气，有饥饿感。亦有人贴药后打嗝、嗳气，胃部有舒适感。如果贴药处起小疱，在小疱处拔火罐，则疗效更显著。

■ 处方2

【配方】胡椒、肉桂各 5 克，木香、吴茱萸、毕澄茄各 10 克，米酒适量。

【用法】上药共研细粉，过筛，用米酒调敷肚脐。分 2 次用完，2 天换 1 次，纱布固定。

【说明】本方对胃及十二指肠球部溃疡、呕酸者特别有效。

生活保健

1. 讲究生活规律，注意气候变化。溃疡病病人生活要有一定的规律，不可过分疲劳，劳累过度不但会影响食物的消化，还会妨碍溃疡的愈合。另外，还要注意气候变化，根据节气冷暖及时添减衣被。

2. 注意饮食卫生，做到一日三餐定时定量，饥饱适中，细嚼慢咽。

便 秘

疾病 简介

便秘是指大便秘结不通、排便困难而言。多由大肠肠道功能失常，粪便在肠道停留过久，水分吸收，而致粪质干燥、坚硬。亦有因肛门附近有疼痛性疾患，如痔疮、肛裂等引起。本病多见于产后、术后及老年人。近年临床观察，年轻人有便秘者正逐年增加。

验方 精选

■ 处方1

【配方】大戟 1.5 克（研末），红枣肉 5～10 枚。

【用法】将上药捣如膏状备用。取上药膏贴敷神阙穴，外用纱布包扎固定。

【说明】补中通便。主治便秘。

■ 处方2

【配方】大黄、番泻叶、川木香、香附各等份，苯甲酸钠 20 克，甘油2000 毫升，蒸馏水 10000 毫升，乙醇适量。

【用法】取上药 10 千克，粉碎成粗粉，用 15% 乙醇 8 倍于上药量，浸泡、回流各 30 分钟，两次提取液减压浓缩至 1:1（1 克/毫升），pH7，加苯甲酸钠、甘油，并加蒸馏水至 10000 毫升，静置 48 小时过滤分装。取本品 10毫升从肛门注入，必要时 8 小时后再重复 1 次。

【说明】主治便秘。

■ 处方3

【配方】生大黄、蜂蜜、白酒各适量。

【用法】将生大黄研为极细末，装入干净瓶内备用。用时，取生大黄末适量，加蜂蜜与白酒各半，调成糊状，然后敷于脐部，以盖脐窝为度，上面再加塑料薄膜及纱布，用胶布或绷带固定。每晚睡前贴敷，次日起床后除去，连续 1 周为 1 个疗程。

【说明】 主治便秘。

处方 4

【配方】 四季葱 30 克，蜂蜜 50 克。

【用法】 先将四季葱捣烂取汁，拌入蜂蜜中，采用灌肠器将汁液灌入肛门内。1 日换药 1 次。

【说明】 本方为土家族医生常用于治疗便秘的急救方，疗效可靠，值得推广。

处方 5

【配方】 连须葱白 3 茎，淡豆豉 7 粒。

【用法】 共同捣成泥，将药泥敷贴在患者脐上，绷带包扎。

【说明】 此方广泛流行于民间。笔者曾用此法治疗过 20 余例，效果较好。

生活保健

1. 让患者养成定时排便的习惯，不论有无便意，均需按时去厕所作排便。

2. 多食粗粮、粗纤维的蔬菜和水果，多饮开水；忌食辛辣、酒等刺激性食品。

3. 保持会阴及肛门部清洁，便后用温水清洗；患者体虚，无力排便，燥屎坚硬如羊粪时，可戴上手套，将大便掏出，以减轻其痛苦。

腹　痛

疾病 简介

腹痛是指胃脘以下、耻骨以上部位发生的疼痛。引起腹痛的原因甚多，包括现代医学的胃肠痉挛、消化不良以及胰、肠等疾病出现的腹痛。中医学认为腹痛多由寒邪内凝、湿热蕴结、瘀血内阻、饮食积滞等原因所致。

验方 精选

处方1

【配方】葱白50克。

【用法】捣烂后加热，装入布袋，熨敷脐部。一般半小时后腹痛即止。

【说明】发汗解表，散寒通阴。适用于腹痛。

处方2

【配方】艾叶20克，米醋适量。

【用法】艾叶捣烂，加入适量米醋，入锅炒热，装入布袋，熨敷脐部，腹痛慢慢停止。

【说明】温经散寒。适用于寒邪凝滞型腹痛。

处方3

【配方】吴茱萸10克，白胡椒10克，酒适量。

【用法】上药共研末。取适量酒调成糊状，敷脐，纱布覆盖，胶布固定。随即以热水袋温熨半小时。每日换药1次，直至腹痛消失。

【说明】活血散寒，通经止痛。

处方4

【配方】食盐250克。

【用法】将食盐在锅内炒热，用布包裹，趁热熨于患者的肚脐上，盐冷则再炒再熨，持续40分钟，每日2次。

【说明】食盐性味咸凉，入肾经。将食盐炒热外熨，有除寒止痛、宣通腠理、活络解痉等功效。本法适用于寒邪内阻型腹痛。症见腹痛急暴，得温痛减，遇冷更甚，口和不渴，小便清利，大便秘结或溏薄，舌苔白腻，脉沉紧。

■ 处方 5

【配方】 马蹄香 10 克，台乌 10 克，红莓 15 克。

【用法】 上药共研粗末炒烫，装入布袋，热熨脐周围。药袋冷后更换。1 日 2 次，每次 20 分钟。

【说明】 使用本方门诊治疗观察 250 余例，均获满意效果，大多数患者用药后腹痛明显缓解。此方多用于脾阳不振、脘腹疼痛属寒性者。

■ 处方 6

【配方】 朱砂 120 克，明矾 15 克，硇砂、粉霜各 1.5 克。

【用法】 将朱砂在锅内炒出烟，加入明矾、硇砂和粉霜，取出以凉水拌匀，立即用牛皮纸包裹放入怀中，待发热后，置于患者肚脐处，用绷带包扎固定。

【说明】 本方适用于寒邪内阻型腹痛。此药燥则不热，用后再以凉水拌则热，可用 10 余次。

■ 处方 7

【配方】 酸味草 20 克，鲜韭菜 20 克，童便 5 毫升。

【用法】 鲜酸味草与鲜韭菜混合捣烂，加童便，包捂肚脐。时间 30 分钟~1 小时，无禁忌。

【说明】 酸味草，草本、酢浆草科植物。

生活保健

1. 忌食辛辣、生冷食物，忌饮浓咖啡、浓茶和烈酒等。

2. 避免吃容易产气的食物，如豆类（豆腐除外）、白薯、蔗糖、牛奶等。

3. 克服不良情绪，注意锻炼身体，饭后 30 分钟可尝试散步，脚步不宜太快。

腹 胀

疾病 简介

　　腹胀是指整个腹部有膨胀、胀满感觉的一种症状。其引起的原因多种，如饮食失调、消化不良、肠道感染、严重便秘、腹膜炎、肠道梗阻、外伤及腹腔术后等。现代医学认为，腹胀的主要原因是胃肠充气。临床也有因腹水、肝肿大等所致的腹胀。

验方 精选

处方1

【配方】冰片0.2克，松节油适量。

【用法】将冰片研为细末，纳入脐中，用胶布固定，上用松节油热敷（或用热水袋热敷），每次30分钟，每日换1次。

【说明】行气消胀。治实滞腹胀。

处方2

【配方】鲜艾叶50克，鲜牡荆嫩叶50克，茶油10克，盐少许。

【用法】将2味药共捣碎，入炒锅后加茶油、盐，文火炒热，然后用大块纱布包裹如拳大，平敷脐部。冷则取下再热。可连用2～3次。轻者1剂即愈。重者次日再用1剂。

【说明】本方宜于中毒性消化不良与腹腔术后等引起的腹胀。

处方3

【配方】生大黄30克，醋适量。

【用法】生大黄研细末，用醋调成糊状，外敷双侧涌泉穴，布带固定，一般2～3小时可出现肛门排气。

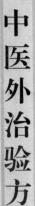

【说明】泻热导滞。治腹胀。

■ 处方4

【配方】大黄6克，槟榔20克，木香3克，当归5克，米醋适量。

【用法】上药共研细，用米醋调成糊状，敷脐，外用伤湿止痛膏固定。每日1次，3~4次即愈。

【说明】本方宜于腹部术后肠粘连、因肠道蠕动受阻引起的腹胀。

■ 处方5

【配方】川厚朴、枳壳、香附各等份，白酒适量。

【用法】上药共研细末，装瓶备用。取药末20~30克，以白酒调成糊状，敷于肚脐和阿是穴（胀痛处）上，外以纱布盖上，胶布固定。每日换药1次，消胀即止。

【说明】顺气消胀。主治气滞腹胀。治疗30例，均收良效。

■ 处方6

【配方】吴茱萸250克，香油适量。

【用法】吴茱萸研粉。取10克用香油调成糊状，敷脐，外用创可贴固定，24小时后去除。隔日再贴。如长期应用，疗效更好。

【说明】适用于糖尿病并发胃肠功能紊乱所引起的脘腹胀闷者。运用此方并能降低血糖。

生活保健

1. 少食高纤维食物及不易消化的食物，如土豆、炒豆子、硬煎饼。

2. 改变狼吞虎咽的习惯，进食太快或边走边吃等不良习惯会很容易吞进空气。

3. 克服不良情绪。悲伤、抑郁等不良情绪会使消化功能减弱，刺激胃酸分泌造成过多的胃酸也会使胃内气体过多。

4. 注意锻炼身体，每天应坚持1小时左右的运动量。

中医外治验方一本通

腹　泻

简介

　　腹泻又称泄泻，多指排便次数增多，粪便稀薄，甚则泻下如水，或大便夹有黏液、脓血。腹泻一年四季均可发病，尤以夏秋为多。腹泻多为外感湿邪或饮食所伤引起。现代医学将腹泻分为急性腹泻和慢性腹泻、感染性腹泻和非感染性腹泻、消化系统疾病及全身性疾病所致腹泻等。临床常见的急慢性肠炎、肠结核、食物中毒等均以腹泻为主要症状。急性腹泻如迁延不愈或反复发作超过2个月，即转入慢性，慢性者病程可达数月甚至数年。

验方 **精选**

■ 处方 1

【配方】丁香、干姜、吴茱萸、小茴香各50克，生硫黄、肉桂、荜茇各25克，山栀子20克，胡椒5克，面粉适量。

【用法】将上药研为细末，密闭备用。用时取药末20克，加入面粉适量调成糊膏状，外敷神阙穴，上用热水袋热敷，或上盖以敷料，胶布固定。每次贴敷4~5小时，每日1~2次。

【说明】用上药外敷治疗慢性腹泻40例，外敷3~5次后，其中治愈30例，好转8例，无效2例，总有效率为95%。

■ 处方 2

【配方】无花果叶500克（鲜叶），鲜益母草300克。

【用法】上药洗净，加水2000毫升，煎至1500毫升左右，过滤去渣，待温后频洗双足至小腿，1次30~40分钟，1日2~3次。

【说明】应用本方治疗湿热腹泻，经反复临床验证，疗效满意。注意无花果叶内含呋喃香豆精类物质，洗后近期内应擦干穿袜不要让阳光照射，以免局部皮肤对阳光过敏出现日光性皮炎。

■ 处方 3

【配方】肉桂、苍术、诃子各 1 克，鲜姜汁适量。

【用法】上药共研细末，以鲜姜汁调敷脐眼（纱布垫脐上），胶布固定。1 日 1 剂，次日更换。

【说明】本方温经散寒，消食和中。适用于小儿伤食、风寒所致的腹泻。上方为 1~2 岁用量，3~5 岁可增加 1 倍量。药物包敷后可置热水袋于脐眼上，增加温度，以加强疗效。

■ 处方 4

【配方】刺蒺藜 50 克。

【用法】刺蒺藜加水煎煮，滤汁，倒入盆中，待适温时洗浴两膝以下部位 20 分钟，并不断搓揉足底、足背、小腿。每日早、晚各 1 次。一般 2 日即愈。

【说明】本方尤宜于小儿秋季腹泻。如 2 岁以下者，剂量酌减。

■ 处方 5

【配方】大蒜 250 克，胡椒 10 克。

【用法】上药共捣烂，置碗中隔水烫热，然后用布包裹，熨脐周，直至冷却。每日 3 次。一般当日期即愈。

【说明】对胃寒所致的胃腹冷痛、肠鸣疗效显著。

■ 处方 6

【配方】吴茱萸 10 克，白芥子 20 克，米醋适量。

【用法】上药共研细。取 3 克，用米醋调成糊状，贴敷双侧涌泉穴（足掌心，第 2 跖骨间隙的中点凹陷处），包扎固定。每日 1 换，直至治愈。

【说明】温中止痛。主治腹痛腹泻、恶心呕吐。

■ 处方 7

【配方】黄连、白胡椒、冰片各 3 克。

【用法】上药分别研细，过 120 目筛，然后混合。取适量填脐，胶布固定。每日1换。一般3日即愈。

【说明】补脾益肾。适用于小儿腹泻。

生活保健

1. 腹泻病人要注意卧床休息，以减少体力消耗和肠蠕动次数。要注意腹部保暖，以免病情加重。

2. 腹泻病人应注意饮食的配合。总的原则是食用营养丰富、易消化、低油脂的食物。急性腹泻伴有呕吐的，如急性胃肠炎，应该禁食一天。病情较轻者可以吃流质食物，如米汤、稀饭、面条，逐渐过渡到正常饮食。

肝胆疾病

疾病 简介

肝胆疾病，是常见的多发慢性疾病，包括病毒性肝炎、脂肪肝、胆囊炎、胆石症等。肝脏是人体内最大的消化腺，是体内物质代谢的中心站。它的病变表现很隐晦，最突出症状是疲倦乏力和不思饮食，常见症状有胀痛或不适、恶心、厌油腻、食后胀满或有黄疸、口干、大便或干或溏、小便黄等。胆病，大都因肝气有杂、湿热蕴胆、胆气虚怯或猝受惊恐所致。胆病有寒热虚实之分，实者症见腹中气满，饮食不下，咽干，头生痛，胁痛；虚者症见眩厥，坐不起，目黄，僵引等。

验方 精选

处方1

【配方】甘遂、甘草各15克，鲜姜适量。

【用法】将上药共研为极细末，过7号筛，分为8等份，每次取1等份加鲜姜8克（去皮）捣烂捣匀成糊状。取本品分别置于2块5厘米×5厘米纱布上，敷于双侧曲泉穴。用药后4小时尿量开始增多，12小时达高峰，24小时

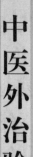

内取下敷药，可连续敷 3 次，再间隔 3 ~ 5 日再敷，局部常有色素沉着，一般无水疱、溃疡发生。

【说明】用于肝硬化腹水。本品存放 10 日后即失效，故应现配现用。

■ 处方 2

【配方】①气滞湿阻型：砂仁、丁香、商陆各 3 克，姜汁适量。②寒湿型：干姜、砂仁各 2 克，商陆 3 克。③湿热型：生栀子、生大黄、商陆各 3 克。

【用法】将上药分别按方共研为细末，过 7 号筛，①、②方以姜汁，③方以冷开水调糊。取上药敷脐，每日 1 次，10 日为 1 个疗程。

【说明】用于肝硬化腹水。

■ 处方 3

【配方】大黄、栀子、紫草各 15 克，赤芍 60 克，乌梅 20 克，蒲公英、垂盆草、丹参、金钱草、茵陈、山药各 30 克，甘草 10 克。

【用法】将上药水煎取液 400 毫升。每取本品 200 毫升保留灌肠，每日 2 次，7 日为 1 个疗程。并用支链氨基酸 250 ~ 500 毫升，精氨酸 15 ~ 20 克，加 10% 葡萄糖液 500 毫升静滴，每日 1 次，同时予以对症及支持治疗。黄疸者茵陈加量，腹胀甚加大腹皮。

【说明】用于肝昏迷。

■ 处方 4

【配方】大黄 50 克，木香 30 克，乳香、白芥子各 20 克，冰片 5 克，醋适量。

【用法】上药研细末，用时取 10 ~ 15 克，用沸醋拌成糊状，趁热（以不烫伤皮肤为度）贴敷胆囊压痛点，纱布覆盖，胶布固定，每日换药 1 次。

【说明】清热解毒，活血止痛。治胆囊炎、胆绞痛。

中医外治验方

一本通

■ 处方 5

【配方】穿山甲 80 克，莪术、皂刺各 60 克，川楝子、川芎、木香、冰片各 30 克。

【用法】上药研细末，每次用 0.8 克，填入患者的神阙穴内，先覆盖一薄棉团，然后外贴胶布固定，3 日换药 1 次，10 次为 1 个疗程。

【说明】疏肝利胆。治胆道感染、胆囊炎、胆石症。神阙穴位于腹中部的脐中央。

■ 处方 6

【配方】青蛙 1 只，雄黄 30 克，轻粉 2 克，冰片 2 克。

【用法】上药共捣糊状，贴敷压痛处，纱布覆盖，胶布固定。每日早、晚各 1 次。一般 10 分钟疼痛减轻，几小时后疼痛消失。连续 2 日即愈。

【说明】雄黄为含硫化砷的矿石，有毒。轻粉又名汞粉，为粗制的氯化亚汞结晶，具有强烈的毒性，内服更易中毒。以上 2 味在调敷时慎防入口，外用终病即止。

■ 处方 7

【配方】白芍、郁金各 10 克，青皮 12 克，花椒 15 克，苦楝子 40 克，葱白 20 个，白醋 40 毫升。

【用法】将上药共研为细末，调入白醋，使成膏状，用时敷贴于中脘穴周围处。1 日换药 1 次，可连贴 2~5 次。

【说明】治疗胆绞痛有奇效，总有效率达 95% 以上。

生活保健

1. 黄疸急、慢性发作时宜卧床休息，避免受累。

2. 严格控制脂肪、胆固醇、蛋白质的摄入，忌食动物内脏及鱼卵、蛋黄等。宜食用海鱼、瘦肉、蛋清、脱脂奶。

3. 饮食宜清淡，富含营养，易于消化，并多食蔬菜和水果；宜少食多餐，减少胃肠负担；忌烟酒和辛辣、油腻、煎炸食物。

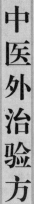

心绞痛

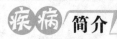 **简介**

　　心绞痛是冠心病患者由于过劳、激动等原因，造成心肌缺血、缺氧而引起发作性胸骨后及心前区疼痛或紧迫感，并向左上肢或颈部、咽部放射，历时约 1~5 分钟，一般不超过 15 分钟。心绞痛以膻中及左胸膺疼痛、突然发作或有时发作为特点，有闷痛、隐痛、刺痛、灼痛等不同，有的可引起咽、肩、背、臂、心窝等部位的疼痛，发作时伴有胸闷气短、心悸等症状。本病相当于中医的胸痹、真心痛。一旦心绞痛发作，在采取紧急措施的同时，应急送医院，以免发生意外。

验方 **精选**

■ 处方 1

　　【配方】雄黄、火硝各 3 克，麝香 0.1 克。

　　【用法】先将前 2 味共研为细末，然后加入麝香混和，贮瓶备用。紧急时取少许用水调成糊状，点睛明穴（眼内眦角上方 0.1 寸处），男左女右。一般药后即愈。

　　【说明】雄黄为硫化砷的矿石，有毒。慎防入口。

■ 处方 2

　　【配方】白檀香、制乳香、郁金、延胡索、制没药各 12 克，冰片 2 克，麝香 0.1 克。

　　【用法】先将前 6 味共研为细末，然后加入麝香混和，贮瓶备用。紧急时取少许用水调成糊状，分别贴敷膻中穴（胸骨中线上，平第 4 肋间隙，当两乳头之间的中点处）、双侧内关穴（前臂屈侧，腕横纹上 2 寸，桡侧腕屈肌腱与掌长肌腱之间），纱布覆盖，胶布固定。一般贴后即愈。未愈，再换贴 1 次。

【说明】用于心绞痛。

■ 处方3

【配方】丹参、三七、檀香各12克，广郁金、莪术各9克，乳香、没药、血竭、桃仁、红花、王不留行各6克，冰片2克，膏药500克。

【用法】将上药共研为极细末，和入溶解的膏药500克内，搅拌均匀，用绒布摊成4厘米×3厘米大小的膏药，贴在心前区（相当于左乳根穴）和左心俞穴。每周换1张。

【说明】用上药贴敷治疗冠心病患者，一般贴3~4张后，胸闷隐痛逐渐好转，个别甚至症状消失。

■ 处方4

【配方】伤湿止痛橡皮膏（内含大黄、独活、牡丹皮、苍术、白芷、川芎、当归、五加皮、乳香、没药、干姜、桂枝、丁香、冰片、细辛、陈皮、半夏、丹参、延胡索、胡椒、辣椒等20余味中药。

【用法】在内关穴（双）各贴一张伤湿止痛橡皮膏，胸部膻中穴处横贴1张，左腋前线第5肋间水平处（心电图胸导 V_5 处）横贴1张，背部心俞、厥阴俞穴处各横贴2张。每次共贴6张，贴敷24小时后除去。隔日1次，10次为1个疗程。43例均治疗2个疗程。

【说明】治疗期间，应嘱患者注意劳逸结合，合理饮食，未加用扩冠或其他药物。

生活保健

1. 改善不良的生活习惯。心绞痛病人应彻底改善一些不良的生活习惯，如抽烟、生活无规律、长期紧张和压力、高脂、高胆固醇、高盐的饮食等。要建立正确的观念及健康的生活态度，才能防患于未然。

2. 斜躺着睡眠。为防止在晚上睡觉时发病，不妨将床头抬高8~10厘米，有助于减少发作次数，采取这种睡姿能促使血液聚集脚部，所以没有太多血液回流入心脏里的狭窄动脉。

中医外治验方一本通

高血压

　　高血压系指原发性高血压，其病因尚未完全明了，而以血压高为主要临床表现的一种独立疾病。高血压可引起动脉、脑、心、肾等器官的病变。多数认为高血压与遗传、年龄、体重、血脂、饮酒、环境、职业等多种因素有关。近年来，我国人民随着生活水平的不断提高，条件的优越，患有高血压的比例正逐步上升。有的人一旦血压偏高，就十分紧张，不管发病原因、时间长短、血压高低，乱服降压药物；而有的人对自已有高血压无所谓、不重视，也不上医院治疗。这些都是不正确的态度。目前，治疗高血压的西药越来越多，药后的不良反应亦日见明显。所以，高血压患者，既不要紧张，也不要轻视，凡病初血压不是很高或正在正规服药治疗期间，可结合中药外治的方法。通过药物的内服与外治，将会明显提高降压的疗效。本病属中医"眩晕"、"头痛"、"肝阳上亢"、"卒中"等范畴。

验方 精选

■ 处方 1

　　【配方】肉桂、吴茱萸、磁石各等份，蜂蜜适量。

　　【用法】上药共研细末，密封备用。取上药末 5 克，用蜂蜜调匀，贴于涌泉穴上，阳亢者加贴太冲穴；阴阳不足者加贴足三里穴。每次贴 2 穴，交替使用。贴后外以胶布固定。并用艾条悬灸 20 分钟。每日于临睡前换药 1 次。

　　【说明】引火归原，降压止晕。主治高血压。

■ 处方 2

　　【配方】吴茱萸 15 克，川芎、桃仁、冰片各 10 克，山栀子 6 克，胡椒 3克，生姜 150 克。

　　【用法】先将前 5 味药共研细末，加生姜共捣烂如泥，再加冰片同捣和匀，调成膏状备用。取药膏 10 克，外敷于涌泉穴（两侧交替），外加包扎固定。每日换药 1 次，10 日为 1 个疗程。

【说明】活血化瘀，温肾降逆，导热下行。主治高血压头痛、眩晕。

处方 3

【配方】钩藤、菊花、川芎、白蒺藜各 15 克，冰片末 151 克，乙醇适量。

【用法】将上药前 4 味提取制成干浸膏粉，加冰片研匀，以聚乙烯吡咯烷酮、聚乙烯醇为骨架型辅料，加 75% 乙醇溶解，制成 3×3 平方厘米贴片，覆背衬层及保护膜。取本品撕去保护膜，贴敷神阙穴，每周 2 次，15 次为 1 个疗程。

【说明】主治高血压。

处方 4

【配方】钩藤、野芹菜、夏枯草各 30 克，冰片适量。

【用法】将上述前 3 味药切碎，加入水 2000 毫升，煎煮 10 分钟，除去药渣，待水温下降后，再放入冰片，趁热浸洗双脚，每日早、晚各 1 次，每次 30～40 分钟，连用 10 日为 1 疗程。

【说明】治疗高血压病有一定疗效，总有效率达 80% 以上。

处方 5

【配方】树头菜叶尖、蔓荆子叶尖、毛桃叶尖各 3 个，高良姜 50 克，猪板油适量。

【用法】将前 4 味药捣烂和剁细的猪板油混匀，用芭蕉叶包好焐火至热，再分成 2 份，用其包在头部 1 份，包在脖颈上 1 份。1 日包 1 次。

【说明】此方降压效果很好。

处方 6

【配方】茺蔚子、桑树枝、桑树叶各 10～15 克。

【用法】上药加清水 2000 毫升，煎至 150 毫升，去渣存用；将药液倒入脚盆中，稍温（药温以 50℃ ~60℃为宜），嘱患者将双足浸泡在药液中 30 分钟，洗后上床休息，每日浸泡 1 次。为巩固疗效，宜每隔 15 ~30 天（视病情而定）用药 1 次，连用 3 ~5 次后，每收良效。

【说明】本方具有清热平肝之效，主要治疗肝火上亢型高血压病。

生活保健

1. 时刻监视血压。患者在家里量血压是最能监视血压的方式。除了追踪血压情况，自己量血压还可帮助你了解饮食、运动及药物如何影响你的血压。这也可帮助你克服门诊的恐惧。有些人一见到医生，立刻紧张起来，血压也急骤上升。

2. 保持心情愉快，克服不良情绪的影响。进行有氧运动。运动可以帮助血压降低。许多研究显示有氧运动对高血压有多种益处，运动的用意在迫使血管舒张，以降低血压。即使运动期间血压回升，但运动结束后会再下降。当血压回升时，也不会上升过多。游泳、步行、骑车等，都是有益高血压的运动。

水 肿

疾病 简介

水肿是体内水液潴留，泛溢肌肤，引起头面、眼睑、四肢、腹部以及全身浮肿的，称为水肿，是临床常见的病症之一。本病可分为阴水和阳水。凡外感风邪水湿引起的水肿，多属阳水，属实证，病在肺脾；内伤饮食、劳倦、纵欲引起的水肿，多属阴水，属虚证，病在脾肾。

现代医学之急性肾炎、慢性肾炎、心脏病、营养不良及内分泌紊乱等所出现的水肿，均属本病范畴，可参考本篇进行施治。

验方 精选

■ **处方1**

【配方】田螺1个，甘遂5克，雄黄3克，麝香0.3克。

【用法】将前3味药混合捣烂，制成如5分硬币大之圆饼。再将麝香研为极细末，用时先取0.1克放入神阙穴，再以药饼盖其上，覆以纱布，胶布固定，每日1次。

【说明】适用于一切水肿。

■ **处方2**

【配方】蝼蛄6只。

【用法】将蝼蛄捣烂如膏状，敷于患者脐孔内，外以敷料覆盖，胶布固定。每2日换药1次，水肿消退为度。

【说明】利尿消肿。适用于各种类型的水肿。蝼蛄又名土狗、地狗、地枯牛、拉拉狗，性味咸寒，入肾、膀胱经，利水退肿。

■ **处方3**

【配方】地龙、猪苓（去皮）、朱砂各50克，葱汁适量。

【用法】上药研为细末，以葱汁调成膏状备用。取上膏敷脐，绢棉束之，以小便多为度。每日2次。

【说明】主治水肿、小便绝少。

■ **处方4**

【配方】黑丑、白丑（煅）、猪牙皂（煅）各8克，木香、沉香、乳香、没药各10克，琥珀3克，砂糖、水飞滑石粉、酒各适量。

【用法】将前8味共研细末，加砂糖、水飞滑石粉少许，用酒调成膏状备用。贴气海穴，每日换药1次。

【说明】活血理气，消肿利水。主治肾炎（头面水肿，肚腹胀满，上逆喘气）。

处方 5

【配方】花椒 50 克。

【用法】将花椒等加适量水，用文火熬开后取渣敷患处，用热汤洗患处。每日洗 2 次，5 天为 1 个疗程。

【说明】此方具有利水消肿作用。主治水肿。

处方 6

【配方】莪术、红球姜、岩姜、闭鞘姜、天冬各 50 克。

【用法】将上药用水煎煮后，取其煎涂擦洗患部。1 日 2～3 次，每次 20～30 分钟。此方可以外洗，还可内服，1 日服 3 次，每次 30 毫升。

【说明】本方具有活血利水消肿作用。主治水肿。

生活保健

1. 预防感冒，避免风邪外袭，注意调摄饮食。

2. 水肿病人应忌盐，肿势重者应无盐饮食，轻者予低盐饮食（每日食盐量 3～4 克），肿退之后，亦应注意饮食不可过咸，保持皮肤清洁，避免抓破皮肤。

3. 医生应每日记录水液的出入量。劳逸结合，调畅情志。

遗　尿

疾病 简介

凡不能随意控制而自行排尿者，称为遗尿。临床上有两种证型。一为排尿频数，滴沥不断，虽知而不能自行控制，这种情况称之为尿失禁；一为夜间熟睡中不自觉的排尿，醒后方知，此为遗尿。尿失禁多见于老年人，睡中遗尿多见于儿童。本病的发生，主要是肺脾气虚或肾气虚弱，影响膀胱不能约束排尿所致。

验方 精选

处方 1

【配方】肉桂、益智仁各 30 克，麝香 1 克，黄酒适量。

【用法】将前 3 味混合共碾成细末，以黄酒调和成膏状，贮瓶密封备用。用时取药膏适量，填满患者脐窝，盖以纱布，胶布固定。每日换药 1 次，5 次为 1 个疗程。

【说明】适用于老年人尿失禁。

处方 2

【配方】煅龙骨 60 克，陈醋适量。

【用法】将煅龙骨碾成极细粉末，贮瓶备用。临睡前取药末 12 克，加入陈醋调如膏状，敷于患者脐窝内，盖以纱布，胶布固定。每晚换药 1 次。

【说明】适用于遗尿。

处方 3

【配方】丁香、肉桂各 1 份，五味子、菟丝子、覆盆子、金樱子、仙茅、山茱萸、桑螵蛸、补骨脂各 2 份。

【用法】将以上诸药混合共碾成细末，贮瓶备用。用时取药末适量，用水调如糊状，敷于患者脐孔上，外用纱布覆盖，胶布固定。每日换药 1 次，10 次为 1 个疗程。

【说明】适用于肾阳亏虚型遗尿。证见睡中遗尿，常伴有面色㿠白，畏寒肢冷，精神不振，形瘦体弱，舌淡苔白，脉细弱。

处方 4

【配方】五倍子 15 克，煅牡蛎 30 克，龙胆草、黄柏、栀子各 10 克，车前子 6 克，醋适量。

【用法】诸药皆研粉调匀分装。用时取药粉适量，用醋调成糊状，将药糊外敷脐部，以脐部填平为度，外盖纱布，用胶布固定。24 小时换药 1 次（如

中医外治验方一本通

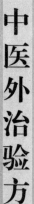

有脐炎或过敏者勿用），10 天为 1 个疗程，疗程间休息 2 天继续用药。

【说明】遗尿消失，全身症状恢复正常。随访 1 年未见复发。

处方 5

【配方】鲜桑螵蛸 1 个，鲜五倍子 1 个，白酒适量。

【用法】将上 2 味药共研成泥状，加上 5 滴白酒拌匀，填入脐眼中，24 小时更换 1 次。一般 2 次可彻底根治，多数患者 1 次即愈。

【说明】如在 24 小时内，有的患者感到脐痒时，可清除掉，待第 2 天再包上；如 24 小时内没有痒痛感，而见药物干燥不适者，可睡平加上适量白酒至湿润为止。

生活保健

1. 应食富有营养饮食，尤需注意供给高蛋白、丰富维生素及微量元素饮食。必须养成正常的饮食习惯，晚餐宜吃较干食品，日间可多饮水。宜多食具有补肾、健脾而有缩尿功能的食物，如动物肾脏、肚子（胃）、肝脏、狗肉、胡桃、荔枝、芡实、山药、白果、莲子等。

2. 限制晚间饮水及饮菜汤，多吃水果。忌食辛辣等强刺激性食物。

头 痛

疾病简介

头痛是患者自觉整个头部或头的前、后、偏侧部以疼痛为主的一种病症。凡六淫外感，脏腑内伤，致阳气阻塞，浊邪上踞，或肝阳上亢，或精髓气血亏损等，均能导致头痛。头痛有外感头痛（感冒头痛、厥逆头痛、风寒头痛、风热头痛、风湿头痛等）、内伤头痛（气虚头痛、阳虚头痛、血虚头涌、阴虚头痛、肝阳头痛、伤酒头痛等）之不同，当区别对待。本病可见于现代医学内、外、神经、精神、五官等各科疾病中，多认为其原因有：颅内疾病者，如炎症、血管病变、肿瘤，外伤等，颅外疾病者，如骨病，神经痛、眼耳鼻疾病等；全身性疾病者，如感染、心血管病、中毒、中暑、尿毒症等。另外还有神经衰弱引起的头痛或偏头痛等。

验方 精选

处方1

【配方】桑叶、菊花、川芎、白芷各15克，川乌、草乌各10克，地龙3条，酒、面粉各适量。

【用法】上药共研细末，加面粉、酒适量，调制成小药饼，睡前贴敷于太阳穴，用胶布固定，次晨揭去，每日1次。至头痛消除后继续贴敷1周，以巩固疗效。

【说明】搜风，清热，止痛。用于头部胀痛较甚，伴灼热感，常猝然发作，或兼畏风、目赤、口干、舌质红、苔黄、脉数等症状。

处方2

【配方】生姜159克，蔓荆子叶尖180克。

【用法】将以上2味药，制成热敷剂。即将上2味药研细加米酒30毫升，用芭蕉叶包好埋入火灰中烧热后取出，包前额部。1日1次。

【说明】此方除对头疼有较好疗效外，对腰痛、胃痛、风湿痛、跌打损伤等均有一定止痛效果。

处方3

【配方】生的白萝卜适量。

【用法】白萝卜捣烂取汁，滴鼻。

【说明】祛风散寒，通窍止痛。治风寒外袭所致的头痛、偏头痛。

处方4

【配方】北细辛10克，白芷30克，川芎20克，冰片5克。

【用法】上药4味药共研细粉，过120目筛，瓶装备用。头痛时把药粉撒

中医外治验方一本通

在脱脂棉球上，塞于一侧鼻腔内。左痛塞右，右痛塞左，全头痛两侧鼻孔交替塞，取喷嚏后头痛即可减轻。1日1～2次。

【说明】本方主治头痛，亦可治疗三叉神经痛，止痛迅速，得嚏止。有鼻出血者禁用。

处方5

【配方】鲜薄荷叶适量。

【用法】鲜薄荷叶在温水中浸泡5分钟，外敷太阳穴或头痛部位。

【说明】疏散风热，清利头目。治偏头痛、高血压头晕痛。

处方6

【配方】羌活、白芷、细辛、藁本各等份，米醋适量。

【用法】上药共研细末，装瓶备用。每次取本散10～15克，用米醋调和成稀糊状，外敷患侧太阳穴处，包扎固定。每日换药1次，连用5～7日。

【说明】疏风通络，散寒止痛。主治偏头痛。

处方7

【配方】全蝎21个，地龙6条，蟛蜞3个，五倍子15克，生天南星、生半夏、白附子各30克，木香9克，面粉、酒各适量。

【用法】将上药共研为极细末，加入1/2面粉，用酒调成饼，贴敷太阳穴，用纱布包裹固定，每日1次，用至临床症状消失后停止。

【说明】祛风化痰，通络止痛。主治偏正头痛、痛不可忍。

生活保健

1. 忌食烟、酒、咖啡、巧克力、辛辣等热性、兴奋性食品。饮食宜清淡，多食水果、蔬菜。

2. 突然出现剧痛，兼有手足冰冷、呕吐，常常是脑血管意外的先兆表现，应马上去医院就诊检查。

眩 晕

疾病 简介

　　眩晕又称头眩。眩，即眼花，或眼前发黑，视物模糊不清；晕，即头旋，感觉自身或周围物景旋转。眩晕包括真眩晕和常见的头眩眼花。凡外感六淫，内伤气血脏腑，皆可导致眩晕。现代医学认为，眩晕是感觉自身或外界物体旋转的一种运动性幻觉，常伴有恶心、呕吐，多见于内耳刺激性疾病及各种神经系统疾病，如脑血管病、小脑病、癫痫发作或不明原因所致。临床常见的高血压、低血压、心脏病、贫血、脑震荡后、神经衰弱等均以眩晕为主要症状表现。

验方 精选

处方1

【配方】黄芪 15 克，当归 5 克，五味子、棉花根各 10 克。

【用法】上药共研细末，装瓶备用。取本散适量，加清水调和成糊膏状，贴敷于肚脐处。上盖纱布，胶布固定。每日换药 1 次，5 次为 1 个疗程。

【说明】益气活血。主治气血亏虚所致之眩晕。

处方2

【配方】山栀 20 克，大黄、黄连各 10 克，肉桂 5 克，食醋适量。

【用法】上药共研细末，装瓶备用。取本散 30 克，用食醋适量，调和成糊膏状，贴于双足心涌泉穴处。上盖纱布，胶布固定。每日换药 1 次。

【说明】清热，平肝，潜阳，导热下行。主治眩晕（肝阳上亢型）。

处方3

【配方】胆南星、明矾、川芎、郁金各 12 克，白芥子 30 克，生姜汁适量。

【用法】将前5味药共碾成细末，贮瓶密封备用。用时取药末适量，加入生姜汁调和成膏状，敷于患者脐孔上，盖以纱布，胶布固定。每日换药1次，10日为1个疗程。

【说明】适用于痰浊中阻型眩晕。症见眩晕而见头重如蒙，胸闷恶心，食少多寐，苔白腻，脉濡滑。

■ 处方4

【配方】吴茱萸（胆汁拌制）100克，龙胆50克，土硫黄20克，朱砂15克，明矾30克，小蓟根汁适量。

【用法】先将前5味药粉碎为末，过筛，加入小蓟根汁，调和成糊。取药糊敷于神阙穴、双涌泉穴上，每穴用10~15克，上盖纱布，胶布固定，每2日1换，10日为1个疗程。

【说明】适用于眩晕证属肝阳上亢型。

■ 处方5

【配方】仙鹤草60克，桑枝、桑叶、茺蔚子各25克。

【用法】将上药加水1500毫升，煎熬至1000毫升，待水温降至病人能耐受时，趁热浸泡双脚，每晚浸泡1次，每次半小时，洗毕即就寝。

【说明】适用于眩晕眼花。一般连用数次即见良效。

■ 处方6

【配方】菊花500克，丹皮、白芷、川芎、白术、泽泻各300克。

【用法】将上药同放入布袋中，睡时用作枕头。

【说明】此为药枕疗法，对眩晕、心悸、呕吐、乏力有特殊疗效。如头痛较剧者，可加细辛300克，另用小袋装入药枕里，痛止时可拿出。

■ 处方7

【配方】明天麻、薄荷、甘菊花、川芎、藁本各6克，桑叶、炒蔓荆子各3克。

【用法】上药水煎，去渣，用药液洗头。1日1剂，洗2次。

【说明】此方宜于治疗眩晕属肝肾阴虚、风阳上扰者，可潜阳定眩。

生活保健

1. 保持心情舒畅，消除紧张及忧虑情绪，忌恼怒。
2. 饮食宜清淡，忌食辛辣、油腻之品。
3. 避免过度劳累，戒除烟酒等不良嗜好。
4. 发作时应卧床休息，不宜外出，以免发生意外。

中 风

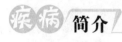 **简介**

中风亦称脑卒中，是以猝然昏仆、不省人事，伴有口眼歪斜、语言不利、半身不遂或喉中痰涎涌盛等为主症的疾病。临床分中络、中经、中腑、中脏四个类型，有闭证和脱证的不同，当辨证明确。现代医学称之为脑血管意外，其主要病理过程为脑组织缺血或出血，包括短暂脑缺血发作、脑血栓形成及栓塞所致脑梗死、脑出血、蛛网膜下腔出血等。因中风发病迅速，故应及时送医院抢救，必要时配合中医治疗。

验方 精选

■ 处方1

【配方】天南星12克，雄黄6克，黄芪12克，胡椒8克。

【用法】上药共研细。取适量用水调成糊状，敷脐，纱布覆盖，胶布固定。每日1次，直至恢复。

【说明】雄黄为硫化砷的矿石，有毒，慎防入口。

处方 2

【配方】皂角、细辛、半夏、藜芦各等份，麝香少许。

【用法】上5味药共研细粉。患者不省人事，用时将药适量以小管吹入鼻中，有嚏则生，无嚏难治。如配合针灸效果更好。

【说明】中风之证，开窍醒神是当务之急。

处方 3

【配方】五月艾、大风艾各500克。

【用法】将上药捣烂，装入2个布袋内，敷在头部和足部涌泉穴处，男左女右，外加冰块冷敷。

【说明】脑血管意外中风用本法治2例有效。

处方 4

【配方】伸筋草、透骨草、红花各30克。

【用法】用时以上药物加清水2000毫升，浸泡30分钟，煮沸10分钟，药液温度以50℃~60℃为宜，浸泡患肢，再浸泡足部，每次20~30分钟，恒温，每日1次，连续2个月。

【说明】适用于中风后手足痉挛、手足麻木者。

处方 5

【配方】大夜关门根20克，马比木、野菊花根各30克，艾叶10克，大蒜1个，精盐适量。

【用法】将上药混合捣烂，在锅内炒热，用布包裹，趁热熨于患者脐部，外用绷带包扎固定。每日换药1次。

【说明】本方适用于中风。症见突然昏倒、不省人事，继而出现口眼歪斜、半身不遂、舌强言謇，苔白腻或黄腻，脉滑缓或弦数。

处方 6

【配方】穿山甲3克，制川乌、制草乌各12克，葱汁20克。

中医外治验方一本通

【用法】先将前3味研细，再加葱汁调拌。取适量敷贴两侧涌泉穴（足掌心，第2跖骨间隙的中点凹陷处），纱布覆盖，胶布固定。每日1次，直至恢复。

【说明】主治脑中风。

生活保健

1. 饮食应低盐、低脂、低胆固醇，尽量少摄取动物性脂肪。
2. 避免情志刺激，戒烟戒酒。

失 眠

疾病 简介

失眠即不寐、不得眠、不得卧。指经常不易入寐，或寐而易醒，甚至彻夜不眠。本病多为阴血亏损，中气不足，心脾两虚或多痰、停水等多种原因而使心神不安所致。现代医学认为，失眠常见于神经衰弱和某些精神病患者。

验方 精选

处方1

【配方】炒枣仁、丹参、夜交藤各等份，蜂蜜适量。

【用法】上药共研细末，以蜂蜜调成软膏状备用。取药膏适量，于临睡前敷于神门穴（双）上，外以纱布包扎固定。每日换药1次。

【说明】养血安神。主治失眠。

处方2

【配方】紫丹参、白芍、夜交藤各15克，朱砂8克，酸枣仁、远志各10克，童尿适量。

【用法】上药共研细末，装瓶备用。临睡前取本散15克，以童尿适量调和成糊状，外敷于肚脐处，上盖纱布，胶布固定。每日换药1次。

【说明】活血养阴，宁心安神。主治心脾两虚型失眠。

处方3

【配方】吴茱萸、肉桂各等份，酒、蜂蜜各适量。

【用法】上药共研细末，装瓶备用。临睡前取药粉10克，调酒炒热敷于两侧涌泉穴。或取药5克调蜂蜜为软膏，贴敷于一侧神门穴、三阴交穴。每日换药1次，左右侧穴位交替使用。

【说明】导热安神。主治失眠。

处方4

【配方】珍珠粉、紫丹参、硫黄各10克，醋适量。

【用法】上药共研细末，装瓶备用。每晚睡前取本散1克，填入脐窝中按紧，外用胶布固定。再取药粉适量，醋调敷膻中穴、气海穴，外用胶布固定。每3日换药1次，至愈为止。

【说明】主治失眠（心胆气虚型）。

处方5

【配方】菊花1000克，合欢皮500克，川芎400克，牡丹皮、白芷各200克。

【用法】用洁净布缝制一枕头，装入上药，睡眠时以此为枕头。

【说明】主治各型失眠。合欢皮味甘性平，归心、肝经，为疏肝解郁、悦心安神之品，适宜于情志不遂而致烦躁不宁、失眠多梦之症，能使五脏安和，心志欢愉，收安神解郁之效；川芎辛、温，归肝、胆、心包经，能开郁结；菊花、牡丹皮归心肝经，可清肝。上药合用主要适用于情志不畅所致的失眠。

处方6

【配方】丹参、珍珠、硫黄各等量。

【用法】将上药共碾为细末，过筛贮瓶密封备用。用时先将患者脐孔用温开水洗净，取药末0.3克，趁湿填入患者脐孔，盖以棉球，外用胶布封固。每4日换药1次，病愈方可停药。

【说明】本方适用于各种原因所致之失眠。

生活保健

1. 生活有规律。每天晚上10点至早晨6点是睡眠的最佳时间。因为人的深睡眠期主要集中在这个时间段，这也符合自然界昼夜节律和人体的睡眠规律，不能盲目追求所谓的"夜生活"，违反自然规律。

2. 卧前不兴奋。上床睡眠前2~3小时内，尽可能不要使自己过于兴奋，如避免观看紧张刺激类影碟、打麻将等，否则会影响睡眠质量。

3. 饮食宜均衡。日常饮食要荤素搭配均匀合理，避免暴饮暴食和过食甜品，晚饭一定要早吃（晚饭最好安排在睡前5小时左右）；同时晚饭一定要少吃（切勿过饱、过撑）。

癫　痫

疾病 简介

癫痫是以短暂的反复发作性抽搐、意识丧失、面唇发绀、口吐白沫、小便失禁等为特点的一种疾病。临床常见有全身性发作和部分性发作，发作过后一如常人。过劳、惊恐、感染为癫痫发作的诱发因素。现代医学认为，癫痫是由于脑部兴奋性过高的某些神经元，突然过度地重复放电，引起突然脑功能短暂异常所致。如有短暂的功能异常，称为癫痫发作，有反复发作倾向者称为癫痫。临床有大发作、持续状态、连续性局灶性发作、精神运动性癫痫发作、间脑性癫痫发作、腹型癫痫发作等。

验方 精选

处方1

【配方】芫花50克（醋浸1日），明雄6克，胆南星10克，白胡椒5克。

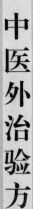

【用法】 上药混合粉碎为末，过筛。取药末 10～15 克，填放脐内，覆以纱布，再以胶布固定。3～5 日换药 1 次，连续 3 个月为 1 个疗程。

【说明】 本方适用于癫痫。治疗期间，禁忌油腻、猪肉及刺激性食物。

处方 2

【配方】 丹参、月石各 1 克，苯妥英钠 0.25 克，乙醇适量。

【用法】 将上药共研为极细末，分成 10 次用。治疗时，用 75% 乙醇消毒神阙穴，取 1/10 药末敷于穴位上，外用纱布覆盖，胶布固定，每周换药 1 次，10 次为 1 个疗程。

【说明】 采用丹参月石散方治疗癫痫患者，疗效显著。本方附验案 1 例，治疗 1 个月后，发作间隔时间延长 15 日，继续用本法治疗，发作得到控制。

处方 3

【配方】 砒石 10 克，巴豆 7 个，斑蝥 3 个，珍珠 1 个（大），轻粉 3 克，银珠 15 克，狼毒 50 克。

【用法】 先将斑蝥去头、足、翅，巴豆去皮，焙干研末。砒石、轻粉、银珠研细末。将新鲜狼毒捣成泥状，诸药混合捣匀而成糊状即可外敷，分敷于太阳穴（双）、印堂穴、神阙穴上。外敷 3～4 小时，察看皮肤以大米粒状血疹为度即可除去外敷药贴而达到治疗效果。

【说明】 癫痫。用上药外贴穴位治疗脑囊虫病性癫痫 3 例，外贴 1～2 次，均获治愈。

处方 4

【配方】 马蹄香、高脚虫、蝉蜕、金果橄各 10 克，青洋参、石菖蒲、石英各 12 克，豆腐渣果 15 克，松寄生 30 克，山鸡椒 6 克。

【用法】 诸药共研细末，过 100 目筛，装瓶备用。急救时用棉球蘸药末少许，塞于鼻中。平时用麻油调成糊状，包劳宫穴、神阙穴或胸口。

【说明】 本方具有芳香开窍、安神镇惊、息风平痫之功效。治疗癫痫。

处方 5

【配方】 陈艾 50 克，麝香 2 克，雄黄 10 克。

【用法】将陈艾研为细绒状，去掉较长的纤维；再将雄黄研细，混合麝香末；然后与艾绒混匀。取混匀的艾绒约麦粒大，置百会穴灸之。在刚发病时，或预感将发病时灸之为宜。

【说明】此方治癫痫有良效，其芳香开窍、镇静安神。对预防及治疗均有功效。

生活保健

1. 避免从事危险工作，如高空和水上、水下作业等。忌驾驶机动车辆、飞机等；忌从事需要高度警惕的警卫等工作；避免在高压电器和高速转动的机械、车床旁工作。

2. 保持良好心态，对癫痫病人及其家属来说，树立正确的疾病观、保持良好的心理状态非常重要。

三叉神经痛

疾病 简介

三叉神经痛是指面部在三叉神经分布的区域内反复发作的短暂性剧烈疼痛。这种疼痛发作前常无先兆，为骤然发生的闪电样、刀割样、针刺样、烧灼样或撕裂样的剧烈疼痛。严重者常伴有同侧面部肌肉的反射性抽搐，口角牵向一侧，并有面部潮红、眼结膜充血、流泪和流涎等。患者为减少疼痛，常不洗脸、不刷牙，有时进食也受到影响。到目前为止，并无特效的药物。用中药外敷，有明显的止痛作用。

验方 精选

处方1

【配方】细辛6克，花椒、透骨香各12克，冰片1克，酥油20克。

【用法】前4味药混合，研粉后加入酥油，调匀外敷患处。

【说明】疏风通络，止痛。适用于三叉神经痛。

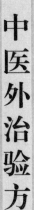

中医外治验方一本通

处方2

【配方】白附子、桃仁各3克，葱白6克。

【用法】白附子、桃仁研细末与葱白捣碎如泥，摊止痛膏上，贴双侧太阳穴（眉梢与目眦之间旁开1寸处）。1日1次。

【说明】活络止痛。对三叉神经痛有明显疗效。

处方3

【配方】全蝎21个，地龙6条，蝼蛄3个，五倍子15克，生天南星、生半夏、白附子各30克，木香9克，面粉10克，酒适量。

【用法】上药共研细末，备用。取药末25克，加入面粉拌匀，用酒调和，捏成饼状，贴敷太阳穴上，用纱布包裹固定。每日换药1次。

【说明】祛风化痰，通络止痛。主治偏正头痛、痛不可忍（相当于三叉神经痛）。

处方4

【配方】吴茱萸5克，面粉适量。

【用法】吴茱萸研为细末，加面粉少许，用水调成稀糊状，外敷双足心涌泉穴，每日换药1次。

【说明】引火归元，调和阴阳。治三叉神经痛。涌泉穴位于足底，将5个足趾向足底蜷曲，在足掌心前面出现的凹陷窝即是。

处方5

【配方】穿山甲、厚朴各100克，白芍120克，甘草浸膏3克，乳香、没药醇浸液70毫升，鸡血藤挥发油2.5毫升，冰片少许，酒适量。

【用法】前6味药共烘干研末，加鸡血藤挥发油和冰片少许，每次用200毫升煮酒调糊。若面部痉挛为主者，可先用另方敷脐，5天换药1次，以后交替轮用。

【说明】本方适用于三叉神经痛。

处方6

【配方】川乌、草乌各12克，花椒、麻黄、半夏、胆南星各15克，姜黄30克，乙醇适量。

【用法】上药共研细末，浸泡少量乙醇中，2日后取涂患处，疼痛发作时随时涂抹，缓解后每日3次。

【说明】用于瘀血阻滞型三叉神经痛。

生活保健

1. 注意保暖，避免冷风直接刺激面部，保证足够的睡眠和休息，避免过度疲劳带累。

2. 保持心情舒畅，忌冲动、恼怒。

3. 忌食油炸、辛辣等食物，海鲜产品以及温热食物也要少吃。

神经衰弱

疾病 简介

神经衰弱是指易疲乏、易激怒、头痛、抑郁、失眠、注意力不集中及缺乏欢乐感的一种神经症。中医属"不寐"、"郁证"、"虚劳"等范畴。临床主要表现有入睡困难或浅睡多梦，寐短早醒，健忘，注意力不集中，心烦意乱，无精打采，常感力不从心，稍事工作即感疲惫不堪、周身困乏，思维亦减退，轻微头痛或伴头晕、头胀，还可伴有心悸、胸闷、消化不良、阴茎勃起障碍、早泄、月经不调等症状。一般起病缓慢，病情时轻时重，如迁延日久不愈，则病情加重且持久而固定。

验方 精选

处方1

【配方】含白芷、细辛、川芎、白芥子、冰片各适量。

【用法】取穴：印堂、太阳、百会、玉枕、风府、阿是穴。根据头痛部位选相应穴位，将药诸研碎，置于胶布上，贴穴位上，以手心压之，用药 10 分钟后即可减轻疼痛。每隔 1~2 分钟活动大拇指，以促经气运行。同时请家人帮忙按压太冲穴，以穴位产生酸、麻、胀、痛和灼热感为宜，每次 20 分钟，1 日 1 次，6 次为 1 个疗程。

【说明】用上法治疗神经衰弱 150 例（均为用脑不当所致本病的学生），痊愈 145 例，显效 3 例，有效 2 例，总有效率为 100%。

■ 处方 2

【配方】菊花 1000 克，川芎 400 克，牡丹皮、白芷各 200 克。

【用法】用上药充当枕头添充物，供睡眠时枕用。每装药 1 次可连续使用半年。

【说明】用本方治疗神经官能症患者 36 例，症状明显好转者 28 例，减轻者 6 例，无效者 2 例，总有效率为 94.4%。本方对于治疗高血压病亦有显著效果。

■ 处方 3

【配方】菊花、黄芩、夜交藤、磁石各 20 克。

【用法】上药煎水洗双足。每晚睡前洗 1 次。

【说明】采用本方洗脚治疗失眠患者 50 例，取得满意效果。

生活保健

1. 调整情绪，保持心情愉快。
2. 加强体育锻炼，多参加有益的社会活动。

盗 汗

疾病 简介

盗汗是睡中汗出、醒来即止的一种病症。多属虚劳之症，尤以阴虚者多见。如盗汗不止，久则面黄肌瘦，寐浅纳少。用中药外用，疗效明显。

验方精选

处方1

【配方】何首乌、五倍子、黄芪各等量。

【用法】将上药压粉，过7号筛，加入药用基质，制成每粒含生药1克的锭剂。将脐部洗净拭干，取本品1枚置于脐内，上盖塑料薄膜，外盖纱布并以胶布固定。24小时换药1次。

【说明】主治自汗、盗汗。

处方2

【配方】郁金适量，蜂蜜少许。

【用法】上药磨蜜，每晚睡前涂于双侧乳晕上，胶布固定，连续外涂3次。

【说明】主治盗汗。

处方3

【配方】五倍子1.5克，飞辰砂0.3克。

【用法】上药共研细，将药末用凉开水或温水调成糊状，临睡时敷填肚脐窝（神阙穴），上盖纱布，胶布固定，次晨除掉。

【说明】主治盗汗。

处方4

【配方】五倍子20克，五味子10克。

【用法】上药共研细。取适量用水调成糊状，每晚睡前贴敷脐部，胶布固定。次晨揭去。每日1次。一般3~4次即愈。

【说明】主治盗汗。

处方5

【配方】五倍子、浮小麦、麻黄根各10克。

【用法】 上药共研细。取少许于睡前放脐上，胶布固定。如 1 次未愈，再用几次，直至治愈。

【说明】 主治盗汗。

生活保健

1. 饮食方面，要摸索出与自己病症有利有弊的饮食宜忌规律，进行最适合自己的食疗调养，如阴虚、血热及阴虚火旺的患者，应禁食辛辣及食物，切勿饮酒，并多食一些养阴清热的水果蔬菜。

2. 适当地调节一下居住环境的温度与湿度，如阴虚血热者的居住环境应稍偏凉一些。

3. 患者的被褥、铺板、睡衣等，应经常拆洗或晾晒，以保持干燥，并应经常洗澡，以减少汗液对皮肤的刺激。

自　汗

疾病 简介

自汗是不分昏醒、时时汗出、动辄益甚为主证。临床常见的有全身自汗、头部自汗、两手心自汗、腋下自汗、两足心自汗等，有的甚至时时汗出淋漓，不能自止，患者甚为苦恼。自汗常因气虚、血虚、阳虚、痰阻、伤湿等因素所致。也有伴见于其他疾病的过程中。治疗中结合中药外用，其效显著。

验方 精选

处方 1

【配方】 何首乌 30 克。

【用法】 将何首乌研为细末，装瓶备用。用时取药末 6 克，以唾液调成糊状，敷于患者脐窝内，盖以纱布，胶布固定。每日换药 1 次，6 日为 1 个疗程。

【说明】 适用于自汗。

■ 处方 2

【配方】郁金30克，五倍子9克，蜂蜜适量。

【用法】将郁金、五倍子研成细末。取 10 克细末，用适量蜂蜜调成两块药饼，置于两乳头上，外用纱布覆盖，以胶布固定，每日 1 次。

【说明】适用于自汗。

■ 处方 3

【配方】五倍子、枯矾各 30 克。

【用法】将上药共碾成细末，贮瓶备用。用时取药末适量，用温开水调和成糊状，贴敷于患者脐孔内，纱布覆盖，胶布固定。每日换药 1 次，8 ~ 10 日为 1 个疗程。通常 1 个疗程可收效。

【说明】适用于自汗、盗汗。

■ 处方 4

【配方】五倍子20克，米醋适量。

【用法】五倍子研细。取适量用米醋调成糊状，贴敷脐部，胶布固定。如当日汗未止，第 2 日再如法外敷。

【说明】本方亦可治盗汗。

■ 处方 5

【配方】黄芪15克，麻黄根、艾叶各 20 克，白术、防风、白芷各 10 克。

【用法】加水 600 毫升煎煮上药，待药汁约 300 毫升，去渣。将 3 个洁净口罩浸泡其中，温度适宜后，将口罩覆盖神阙穴、关元穴 15 分钟。然后重新将口罩浸泡药汁，再敷于肺俞穴、大椎穴 15 分钟，每日 1 次。

【说明】适用于气虚自汗。

■ 处方 6

【配方】黄芪、葛根各30克，荆芥、防风各9克。

【用法】上药加水煎煮，滤汁，倒入盆中，乘热熏洗双手 20 分钟。每日

1次。连用2次愈。

【说明】 本方宜于手汗甚者。

■ 处方7

【配方】 何首乌、五味子、黄芪各等份。

【用法】 上药共研细末，加入药用基质，制成每粒含生药1克的锭剂。将脐部洗净，放1粒药锭于脐窝，上盖塑料薄膜，外敷纱布，胶布固定。24小时换药1次，8次为1个疗程。

【说明】 益气活血，收敛止汗。适用于自发性多汗症。

生活保健

1. 保持室内温度、湿度适宜，空气新鲜。患者起居要有规律，顺应寒温变化；适时增减衣服；避免劳累、精神紧张，解除思想顾虑。

2. 平时出汗后，必须及时用毛巾擦干，穿衣盖被均不应暴露胸背，以免感受风寒，引起感冒等其他病症。出汗后应注意休息，多饮白开水或淡盐水，以恢复体力。

3. 经常保持患者衣服、床单、被褥干燥清洁，汗湿后及时更换。

4. 食物宜营养丰富，忌辛辣刺激性食品。

中　暑

疾病 简介

中暑亦称中暍，是指夏季感受暑邪而发生的急性病症。本病原因，是人们夏季长时间受烈日暴晒，或高温环境影响下，体质虚弱，抗病能力低下，暑邪乘虚侵入人体而发病。本病在临床上有轻重之分。轻者面赤身热，头晕头痛，恶心欲呕，烦热口渴；重者则突然晕倒，昏不知人，面色苍白，或四肢抽搐，牙关紧闭。

验方 精选

处方 1

【配方】川黄连 1 克，薄荷油 0.5 克，桉油 0.1 毫升，蒸馏水 100 毫升。

【用法】将川黄连放容器内，加蒸馏水 2 ~ 4 分钟。过滤，加薄荷油、桉油搅匀，每次滴鼻 1 ~ 6 滴，1 日滴 3 次。

【说明】本方具有清心祛暑作用，治疗中暑，临床反复验证，疗效很好。

处方 2

【配方】吴茱萸、广地龙、面粉、米醋各适量。

【用法】前 2 味药共研细末，加入适量面粉混匀，用米醋调为糊状备用。取药糊适量，敷于双足心涌泉穴，用纱布包扎固定。每日换药 1 次，7 日为 1 个疗程。

【说明】清热化痰，导热下行。主治中暑、头痛头晕、恶热心烦、面红气粗、口燥渴饮、汗多等。屡用效佳，多数 1 次见效。

处方 3

【配方】冰片适量。

【用法】冰片研细末，加入 3 ~ 4 倍凉开水，混匀。用棉花蘸药液反复搓洗胸背、四肢皮肤，至皮肤微红为止。

【说明】退热。治中暑发热。

处方 4

【配方】滑石 18 克，甘草 3 克。

【用法】上药水煎熨，并敷脐腹。

【说明】中暑烦渴。滑石能清暑热，利小便，配合甘草加强清利之功，为治暑常用之方。

处方 5

【配方】路边热土、人尿各适量。

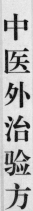

【用法】把患者急移阴凉处，掬路边热土在肚脐上作窝，令人溺满，暖气透脐，患者即苏醒。

【说明】适用于中暑昏倒。此法出自张仲景，其意殊绝，非常情所能及，实救急之大术也。盖脐乃命带，暑暍伤气，温脐所以接其元气之意。

处方 6

【配方】净黄土、新汲水各适量。

【用法】将净黄土用新汲水调和成膏状，旋即敷于患者的肚脐及胸口 2 个部位，热则更换。

【说明】适用于中暑。净黄土是指掘地尺余深所取的黄土；新汲水即深井新取的凉水。

处方 7

【配方】北细辛、猪牙皂各 9 克。

【用法】上药共研细末，取药末适量加水调如糊状，涂搽脐中心及脐周，另取药末少量吹入患者鼻孔内，待喷嚏时即可苏醒。

【说明】适用于中暑昏厥。

处方 8

【配方】蛤蟆 1 个。

【用法】将蛤蟆剖开腹皮，然后将剖腹的活蛤蟆直接敷在患者的脐眼上，外以纱布绷带固定。2 小时换 1 次，用至症状减轻或消失。

【说明】适用于中暑。

处方 9

【配方】附子、干姜各 20 克。

【用法】上药共研细末，加温开水调为糊状，备用。取药糊外敷于双足心涌泉穴 30 ~ 60 分钟。

【说明】适用于中暑，汗多虚脱，四肢不温。

中医外治验方一本通

生活保健

1. 在夏天要注意个人防护，避免烈日暴晒而中暑。

2. 对中暑患者要立即使其脱离高温环境，将其移到阴凉通风处，解开衣襟，安静休息，适当吹风，补充清凉饮料，或多饮温开水，少加食盐和糖，以免耗伤津液。

3. 病重者须及时送医院救治。

脚 气

疾病 简介

脚气又称脚弱，是指两脚麻木，软弱无力，或肿胀，或萎枯的一种疾病，因本病先起于腿脚，故称为脚气。本病发生的原因，主要是外感湿邪风毒，或恣食肥甘厚味，过食辛辣，湿热内生，流注于脚而形成。临床上常见的有干脚气病和湿脚气病两种类型。现代医学维生素 B_1 缺乏症可参考施治。

验方 精选

处方1

【配方】生大蒜头 2 只，醋 250 毫升。

【用法】将生大蒜头去皮，放入醋中浸泡 3 天。再取出大蒜头擦患处，每日 3 次，连用 7~10 日。

【说明】消炎杀菌。主治脚气。

处方2

【配方】五倍子 10 克，枯矾 5 克。

【用法】将以上 2 味药碾成粉，用 100 毫升的凉开水调和，取上层清液涂抹患处。1 日 3 次，3 日为 1 个疗程。

【说明】去汗收敛。主治脚气。

中医外治验方一本通

处方3

【配方】煅甘遂、煅二丑各15克，荞麦面适量。

【用法】将以上混合共研为细末，贮瓶备用。用时取药末10克，用水制成药饼，在锅内蒸熟后贴于患者脐孔上，盖以敷料，胶布固定。每日换药1次。

【说明】适用于湿脚气。方中甘遂苦寒有毒，切不可入口，以免引起不良反应。

处方4

【配方】麝香、轻粉各0.3克，葱白1根，田螺（去壳）3个。

【用法】上方除麝香另研外，其余药物混合共捣烂如膏状。先取麝香纳入患者脐孔内，继取药膏盖之，用纱布覆盖，胶布固定。每2日换药1次，病愈为度。

【说明】本方适用于湿脚气。

处方5

【配方】田螺10个，食盐适量。

【用法】将田螺去壳和食盐共捣烂如膏状，敷于患者脐孔上，盖以纱布，胶布固定。每日换药1次。

【说明】适用于干脚气病。症见足胫无力、麻木酸痛、挛急、脚不肿而日见枯瘦、食少、小便热赤、舌红、脉弦数。

生活保健

1. 保持脚的清洁干燥，汗脚要勤换鞋袜，趾缝紧密的人可用草纸夹在中间，以吸水通气。

2. 平时不宜穿运动鞋、旅游鞋等不透气的鞋子，以免造成脚汗过多、脚臭加剧。

3. 忌吃容易引发多汗的食品，如辣椒、生葱、生蒜。

4. 情绪宜恬静，激昂容易诱发多汗，加重脚气。

中医外治验方一本通

第二章

外 科

丹 毒

疾病 简介

丹毒又名火丹。因患部皮肤红如涂丹，热如火灼，故名。其因多为血热内蕴、外染毒邪所致。丹毒发无定处者名赤游丹，发于头部者名抱头火丹，发于小腿者名流火。本病来势迅速，容易反复发作。多见于年老体弱者与婴儿。发病前皮肤或黏膜常有损伤或溃疡，初起局部为小片红斑，迅速蔓延成鲜红色一片，边缘清楚，按之红色消退，局部灼热、痒痛，继则可出现水疱，并有发热恶寒、头痛口渴等，甚者有发热烦躁、神昏、恶心等毒邪内攻之症。一般 5～6 日局部皮色由鲜红转为黯红，逐渐脱屑而愈。治疗丹毒不论药物内服或外用，总以清热解毒为原则。现代医学认为，丹毒系甲组链球菌所致的急性皮肤浅层感染，用抗生素治疗。

验方 精选

处方 1

【配方】生石膏 50～150 克，寒水石 80 克，桐油适量。

【用法】上药共研极细末，以桐油调匀成软膏状备用。取药膏涂敷患处，每日 1～2 次。

【说明】用于治疗丹毒。

■ 处方 2

【配方】天南星、陈皮、苍术、甘草、厚朴各 1000 克，黄柏、姜黄、白芷、天花粉、大黄各 2500 克，板蓝根叶适量。

【用法】除板蓝根叶外，上药共研细末，装瓶备用。用时取药粉适量，以板蓝根叶捣汁调敷患处。

【说明】小儿赤游丹毒、天疱、火丹、黄水疮、恶血攻注等症皆可用之。

■ 处方 3

【配方】大黄、甘草、当归、川芎、白芷、青木香、独活、黄芩、赤芍、升麻、沉香、木槿皮各 32 克，芒硝 96 克。

【用法】上药水煎 2 次，取汁 2400 毫升，去渣备用。用消毒纱布浸透药汁，取出贴敷患处，干则易之。

【说明】治疗小儿数种丹毒。本方又治小儿尿龟丹，从两胁及脐间起，走入阴头皆赤，用上药加入桑根皮 32 克，如上法用之，效佳。

■ 处方 4

【配方】大黄 50 克，黄柏 30 克，蒲公英、姜黄、木瓜各 20 克，栀子 10 克，蜂蜜适量。

【用法】将上药共研为细末，过 6 号筛，用适量蜂蜜和水（2∶1）调匀成膏。先用超出手术切口四周 1.5 厘米的无菌敷料覆盖切口，以胶布盖紧，再将本品均匀摊涂于丹毒部位并稍高出红肿边缘，药厚约 2 厘米，敷料覆盖，每日或每 2 日换药 1 次。

【说明】治疗术后丹毒。

■ 处方 5

【配方】土一枝蒿（飞天蜈蚣），何首乌叶、野豌豆菜各适量。

【用法】将上药捣烂，外敷，1日1换。

【说明】经治65例，有效率达98.3%。

处方6

【配方】蒲公英（鲜品）、土大黄、虎杖各30克，仙人掌50克，鸡蛋1个。

【用法】先将蒲公英与仙人掌捣烂，然后将后2味药研细粉，取蛋清调匀，外敷患处。

【说明】应用本方治疗丹毒56例，效果满意。

生活保健

1. 禁忌一切发物、助湿食品、辛辣物，多饮开水。日常饮食以清淡为主，如牛、羊肉及海鲜等偏热的食物及辛辣的食物在发病时都不能吃。

2. 在发病期间要戒烟、戒酒。要保持良好的卫生习惯，为防止接触性传染，不与家人共用洁具，每天要用温水洗脚，切忌用太热的水烫脚。

痔 疮

疾病简介

痔疮是指直肠末端黏膜下和肛管皮下的静脉丛发生扩大曲张，形成柔软的静脉团。临床以便血、疼痛肿胀为特点。本病多由平素湿热内积，过食辛辣，久坐久立，或临产用力，大便秘结，或久泄久痢等引起，以致体内生风化燥、湿热留滞、浊气瘀血下注肛门所致。根据症状的不同，痔疮分为内痔、外痔和混合痔。治疗本病历代多注重外用药物。

中医外治验方一本通

■ 处方 1

【配方】生艾叶 30 克，川椒食盐各 1 撮，带须葱 5 根，无花果汁 15 克。

【用法】将上药用净白布包好，煎煮 30 分钟，取出药渣，每次熏洗 10 分钟，1 日 1 次，7 天为 1 疗程。

【说明】治疗中亦可配服莲子乌梅汤（建莲子 30 克，乌梅 25 克，阿胶珠、炙米壳各 10 克，大枣 7 枚，蜂蜜 50 克）。

■ 处方 2

【配方】三七粉 10 克，冰片 5 克。

【用法】将开水 1000 ~ 2000 毫升倒入盆中，加入上药，先熏后洗，每日 2 次。

【说明】清热凉血，活血止痛。治痔疮肿痛、便血。

■ 处方 3

【配方】白矾 60 克，白砒、月石、雄黄、硫黄各 6 克。

【用法】上药各研细末，除硫黄外，混合装入罐内，用纸封闭。中间剪 1.5 厘米孔，将罐置于炭火上煅，有黄烟出，待黄烟变青烟至烟量少时放入硫黄。待青烟尽，罐内响声消失，取下冷却，倒出细末，过 2 个月后方可使用。外搽患处。

【说明】适用于内痔。

■ 处方 4

【配方】新鲜猪胆 1 个。

【用法】取汁外敷患处，每日 1 次。

【说明】清热解毒，通便消痔。治外痔，无论炎症性、结缔组织性、静脉曲张性及血栓性皆有效。

处方5

【配方】大黄、芒硝、花椒各30克，泽兰、皂刺各20克，赤芍15克。

【用法】将上药加水5000毫升，煎至3000毫升，倒入盆内先熏后坐浴20～30分钟，每日1～2次。

【说明】治疗痔疮。

处方6

【配方】生天南星、生半夏、紫荆皮、王不留行各15克，芒硝适量。

【用法】先将前4味药共研细末，用芒硝适量水化，与药末调匀成软膏状备用。用时取药膏适量贴敷患处，每日换药1次。

【说明】活血通络，消肿散结。主治外痔。

处方7

【配方】地龙、五倍子各30克，煅龙骨20克。

【用法】上药共研细末，装瓶备用。取药末适量，涂于痔核上，有脱出者轻轻还纳。每日2次，7日为1个疗程。

【说明】收涩固脱。主治痔疮。

生活保健

1. 多摄取水分及纤维素。

2. 勿蹲马桶太久。

3. 勿长时间端坐不动。

4. 勿提重物。

中医外治验方一本通

痈

痈是局部毛囊和皮脂腺的化脓性感染。中医认为，疮面深而恶者为疽，疮面浅而大者为痈。痈多由外感六淫、过食膏粱厚味、外伤感染等导致营卫不和、邪热壅聚、气血凝滞而成。本病好发于颈后和背部，生在颈项的称脑疽或对口，生在背部的称发背或搭背。痈初起局部微红灼热，光软无头，很快结块疼痛，范围迅速扩大。1周后肿势发展，疼痛加剧，用手按之中软，此时脓已成熟。破溃后流脓，黄白稠厚，或夹血块。过10天左右可以收口。痈发时常有发热、头痛等全身症状。本病用中药外治有较好的疗效，过去中医疮疡科医生治痈多自配外用药，疗效确实。现代医学认为，痈大多因葡萄球菌引起。

验方 **精选**

处方1

【配方】血藤根、叶粉各20克，蜂蜡100克。

【用法】将蜂蜡装入缸内置火上熔化，掺入血藤根、叶粉，搅匀，离火，趁未凝固时捏成1厘米厚的与痈肿面积大小形状相等的圆饼。取本品覆盖于疮面上，外加敷料胶布固定，每日换药1次。

【说明】用于治疗有头疽。

处方2

【配方】黄连、黄柏、生大黄各30克，乳香、没药各15克，醋适量。

【用法】上药共研极细末，装瓶备用。取药粉适量，用醋调匀，外敷患处，用绷带固定。

【说明】清热解毒，消肿止痛。主治痈肿。痈肿阳证可用，热重时稍加冰片，溃后即停用。

中医外治验方 一本通

■ 处方 3

【配方】炙蜂房 120 克，公丁香、荜茇、细辛各 60 克，制乳香、制没药各 90 克，太乙膏 500 克。

【用法】前 6 味药共研细末，以太乙膏烊化，加药末 50 克，拌匀摊贴。

【说明】适用于恶疮、阴疽、瘰疬、乳癖、骨疽、深部脓疡等。

■ 处方 4

【配方】紫荆皮 15 克，独活、白芷各 90 克，赤芍 60 克，石菖蒲 45 克，葱白适量。

【用法】上药晒干，磨为细末备用。葱白捣汁，调敷患处。

【说明】行气疏风，活血通络，散瘀消肿，祛冷软坚。主治痈疽发背、阴阳不和、冷热瘀凝者。

生活保健

1. 饮食宜清淡，不宜食鱼腥、辛辣、热性食物。

2. 忌挤压，防止碰伤。

3. 注意卫生，保持皮肤清洁，疮口皮肤更应保持清洁，可用淡盐水清洗。

疖

疾病 简介

疖又名热疖、疖子。是皮肤毛囊和皮脂腺的急性炎症。由内蕴热毒或外触暑热而发。多见于夏季，以头面、发际、四肢、阴部、臀部多发，开始呈鲜红色圆锥形，高出皮肤，状如丘疹，少则几个，多则几十个，并逐渐增大，触之坚硬，而后顶端化脓，中心有黄白色脓栓，排出脓血，疮口愈合。疖子严重时可伴有全身症状及附近淋巴结肿大压痛。如体质差者，又治疗不当，往往愈后复发，一处未愈，他处又生，相连出脓，日久有损及颅骨，甚则死骨脱出者，称为蝼蛄疖或称蝼拱头。不分季节发病，缠绵不休，如星状满布，此愈彼发者称为多发性疖病。疖子虽系小病，尚需认真对待。

验方精选

处方 1

【配方】宁麻根、豹子眼睛花根各 30 克。

【用法】上 2 味取鲜品捣烂，敷患处。

【说明】此方民间称拔脓药，治疗化脓，敷后脓包能很快破溃，脓液被药吸出。豹子眼睛花为锦葵科植物。

处方 2

【配方】野菊花叶 25 克，大蒜 10 克，红糖适量。

【用法】前 2 药采集鲜品，与红糖捣成泥状，敷贴患处。1 日 1 剂。

【说明】本方治疗疖肿初起。

处方 3

【配方】树萝卜 200 克。

【用法】将树萝卜切块煮水，用药块和药液搽洗病灶。

【说明】大树萝卜，越橘科乌饭属附生植物，根茎膨大如萝卜。

处方 4

【配方】鲜蒲公英叶适量，醋适量。

【用法】蒲公英掐断叶即可见乳白色液体，用其涂患处，每日 3 ~ 5 次。或用干品 30 克，研细末，加热醋调成糊状，摊于敷料上外敷，每日换药 1 次。

【说明】清热解毒。治疖肿及无名肿毒。

处方 5

【配方】 马齿苋、野菊花各 30 克。

【用法】 将以上药物入布包之中，加水煎煮 20 分钟，取出趁热敷于患处。

【说明】 此方适用于疖肿初起，局部红、肿、热、痛时。

处方 6

【配方】 生大黄 60 克，鸡蛋 1 个。

【用法】 将大黄研细末，取适量，以鸡蛋清调匀，敷患处，胶布固定，每日换药 1 次。

【说明】 清热解毒。治疗疮痈肿及无名肿毒。

处方 7

【配方】 新鲜桃树嫩叶适量，食盐少许。

【用法】 将桃树嫩叶捣烂，加入食盐少许，做成饼状，敷于患处，盖以纱布，胶布固定。1 日换药 1 次，连用至愈为止。

【说明】 本方治疗疖肿，不论初起，还是成脓已溃，皆有良效。

生活保健

1. 患者宜吃清凉、清淡饮食。忌吃一切辛辣刺激性食物；忌吃性热有火的暖性、油腻、荤腥食物；忌吃煎炸炒爆、香燥助火伤阴食物；忌吃鹅肉、猪头肉等发物；忌香烟、白酒等。

2. 疖肿初起时，可用中药拔毒膏外敷或湿热敷，促使炎性结节消散（"危险三角区"除外）。任何部位的疖肿，不要用手触摸、挤压，以防止将致病菌挤进血管内，使感染扩散，引发败血症。对已全部熟透的疖肿，而表皮未破时，要及时到医院切开排脓，以避免脓栓不能清除，脓液引流不畅，创面长期不能愈合。

疔疮

疾病 简介

疔疮是一种由金黄色葡萄球菌所引发的疾病。该病发病迅速，身体各部都可发生，尤以颜面和手足多见。临床表现为，疔肿发展迅速，疮形如栗，坚硬如钉，常伴有发热、恶寒等全身症状。本病多因外感疫毒、内蕴内毒，毒疫积于皮肤，使气血凝滞而发病。

验方 精选

处方 1

【配方】灯笼果叶、夏枯草、雷公藤叶、野菊花各 30 克。

【用法】将上药捣烂，敷贴患处，1 日 1 次。

【说明】清热解毒。主治疔疮早期。

处方 2

【配方】野菊花、蒲公英、田螺、蛇不过各适量。

【用法】先用野菊花、蒲公英煮水清洗伤口，然后把田螺、蛇不过捣烂如泥，外敷于伤口，1 日 2 次。

【说明】解毒生肌。主治疮及各种疔肿溃后久不愈合者。

处方 3

【配方】麝香 1 克，珍珠、乳香、没药、血竭、儿茶、龙骨、三七、朱砂、冰片各 3 克。

【用法】将上药研为细末，撒于患面上，消毒纱布包扎。

【说明】本方各种疔疮恶疮、腐肉已尽、久不收口及一般疮痈初期、刀伤等都可使用。腐肉未脱者忌用。

中医外治验方 一本通

处方 4

〖配方〗 萱草根 20 克，红糖 10 克。

〖用法〗 将鲜萱草根洗净，加红糖杵捣成泥，敷患处，1 日 1 次。

〖说明〗 虎口疔痈，亦可用于无名肿痛。

处方 5

〖配方〗 地王瓜、夏枯草、黄瓜香各 30 克。

〖用法〗 将上药捣烂，敷贴患处，1 日 1 次。

〖说明〗 此方清热解毒、消肿止痛。主治疔疮早期。

处方 6

〖配方〗 黄瓜香、半边莲、夏枯草各 30 克。

〖用法〗 将上药捣烂，敷贴患处，不封口。1 日 1 次。

〖说明〗 本方有清热解毒、消肿止痛之效。主治疔疮早期。

处方 7

〖配方〗 败酱草、青鱼腥草、蛇泡草各 30 克。

〖用法〗 将上药捣烂，敷贴患处，不封口。1 日 1 次。

〖说明〗 本方有清热、解毒、消肿作用。主治疔疮早期。

生活保健

1. 注意身体卫生，勤洗头、勤洗澡是预防本病的主要措施。

2. 若伤口过深就应及时到医院就诊，以免延误伤情，造成不必要的痛苦。

疝 气

疾病 简介

　　凡是腹内脏器通过腹壁先天性或后天性缺损或薄弱区向体表突出，在局部形成一包块者，统称为腹外疝。其中以腹股沟疝为最多见，股疝次之，脐疝则多见于婴儿。一般症状为下腹胀痛，包块站立时突出，仰卧后消失，按压即可回入腹腔。嵌顿疝、绞窄疝则很难推回至腹腔。

验方 精选

■ 处方 1

【配方】樟脑 10 克，大茴香 50 克，川楝子 25 克，凡士林适量。

【用法】前 3 味研细末，加凡士林调糊状。敷肚脐，纱布敷盖，胶布固定，每日 1 次。

【说明】温经散寒，行气止痛。治疝气。

■ 处方 2

【配方】树上万军巢（连蚁）1 个。

【用法】将上药置锅内，加水适量，煮沸 25 分钟，取水洗患处，每日 2 次，每次 30 分钟。

【说明】洗时有些痒感，行走片刻即消。本方适用于疝气、睾丸一侧或两侧胀痛，卧则入腹，站则出腹，甚至胀痛难忍，汗出面青，腰部疼痛，屈不可伸，脉弦迟。

■ 处方 3

【配方】生大黄粉 30 克，生桐油适量。

【用法】上药调膏，外敷患处，纱布敷盖，胶布固定，3 日换药 1 次。

【说明】通利大肠。治疝气。

> **生活保健**
>
> 1. 饮食上少吃易引起便秘及腹内胀气的食物。
> 2. 避免过分劳累及重体力劳动，不宜长久站立。

肛　裂

疾病 简介

　　肛裂又称肛门裂，是由于粪便干硬，肛管皮肤受到损伤而发生裂口。通常发生在肛门后中线处，裂口有时深达肛门括约肌，如不注意往往经久不愈。其症是排便时肛门后部感到割裂样剧痛，常伴有少量鲜血。由于裂伤后括约肌痉挛，常于便后数小时仍有疼痛。本病运用外治有很好的疗效。

验方 精选

处方1

【配方】当归、生地黄各15克，香油150毫升，黄蜡30克。

【用法】先将当归、生地黄入香油内煎熬，药焦后去渣，投入黄蜡，即成半液状油膏备用。每日大便后，清洗疮面，取药膏适量涂敷于患处。每日换药1次。

【说明】主治肛裂、手足皮肤皲裂、烫伤及一切疮疡结痂而干痛等症。

处方2

【配方】冰片、煅龙骨粉各6克，朱砂7.5克，煅炉甘石64克，煅石膏143克，凡士林264克，香油适量。

【用法】先取冰片及少许煅炉甘石共研成细末；再入煅龙骨粉、朱砂及余下的煅炉甘石，混合均匀，掺入煅石膏，拌匀后倾倒入凡士林内充分搅拌；最后加适量香油调成软膏备用。肛门局部用红汞消毒后，据肛裂范围，涂满此膏，用纱布盖好，胶布固定。

【说明】止血敛疮，封口止痛。主治肛裂。

处方 3

【配方】生地榆 20 克，白芨粉 40 克，冰片 10 克，煅石膏粉 100 克。

【用法】用生地榆煎汁 500 毫升，滤净后加入白芨粉、冰片，搅拌至全部溶解，配成 7%～12% 的药液。静置 6～8 小时后过滤，每 100 毫升滤液加入煅石膏粉 100 克，拌匀装瓶，流通蒸气灭菌 30 分钟。患者排便后用 1∶5000 高锰酸钾水或温水清洗肛门，先用蘸药棉球轻轻涂搽肛裂口 2～4 次，然后用蘸药油纱条置于肛内 2～3 厘米，敷于裂口创面上，敷料固定，每日换药 1次，5 日为 1 个疗程。

【说明】主治肛裂。

处方 4

【配方】芒硝 30 克，花椒 15 克。

【用法】上药加水 2000 毫升，煎至 1590 毫升，坐浴。1 日 1 次，连用 10 次。

【说明】芒硝咸以软坚，可除热，外用有清热散结消肿之功；花椒消肿止痛。两药配伍，活血止痛，生新祛瘀。此方治疗早期肛裂和陈旧肛裂共 80例，都取得较好疗效。

处方 5

【配方】乳香、儿茶各 5 克，没药 5 克（均去油），珍珠 1.5 克，冰片 1 克。

【用法】将以上药碾成细末，撒于疮面，1 日 1 次。

【说明】本方有生肌收口之功效，主治溃疡久不收口者。曾治陈旧肛裂 52 例，均在 7～10 天愈。亦可用于慢性小腿溃疡、褥疮等。

生活保健

1. 长期站立和坐位工作者，提倡做工间操；年老体弱者更应适当活动，包括肛门括约肌的舒缩练习；每日清洗肛门，及时治疗直肠肛管炎性疾患。

2. 养成良好的饮食习惯，保持大便通畅及肛门周围清洁干燥；习惯性便秘者应多饮水，增加粗纤维性食物，如韭菜、芹菜、粗粮等，也可服适量蜂蜜。必要时要用开塞露，服缓泻剂或通便灌肠。

烧 伤

疾病 简介

烧伤是外科常见急症之一，即由50℃以上的热力（火焰、灼热气体或液体、固体等）作用于体表组织所引起的损伤。根据烧伤深度可分为Ⅰ度、Ⅱ度、Ⅲ度。中医学认为本病属于"火烧伤"范畴，多由火热灼伤肌肤，损及气血、阴液所致。

Ⅰ度烧伤（红斑性）：烧伤皮肤红肿疼痛，局部有灼热感，并有少量液体渗出。

Ⅱ度烧伤（水疱性）：烧伤皮肤出现水疱，局部有灼热感，疼痛剧烈，创面渗出液体较多。

Ⅲ度烧伤（焦痂性）：创面呈苍白或焦黄炭化、黑色焦痂，表面干燥无渗液，痛觉消失。

验方 精选

处方1

【配方】鲜青柿树叶500克（干者250克），蜂蜜适量。

【用法】青柿树叶洗净，加水煎煮，滤汁，浓缩50%以上。用时每400毫升加入蜂蜜50克。创面清洗后，湿敷局部。开始每2~3小时1次，待痂膜形成后每日3次。一般30分钟痛止。1周可愈。

【说明】 本方简便易行，有感染少、消除疤痕等优点。

■ 处方2

【配方】 虎杖30克，青鱼胆30克。

【用法】 先将虎杖研细，再加入青鱼胆、麻油，共调成糊状。取适量涂敷局部，或纱布包扎。每日3次，直至创口愈合。

【说明】 本方适宜于Ⅰ度、Ⅱ度烧伤。

■ 处方3

【配方】 活田螺10枚，白矾10克。

【用法】 先将田螺用清水漂养20~30分钟，用针刺破外壳，然后加入白矾末。半小时后用羽毛或棉花蘸汁，涂搽患处。每日1~2次，一般3日即愈。

【说明】 消炎生肌，用于烧伤。

■ 处方4

【配方】 虎杖根50克，柴草皮30克，柴地榆50克，蜂蜜70毫升。

【用法】 将上药水煎3次，合并煎液，浓缩至250毫升，再加蜂蜜，拌匀后搽患处。

【说明】 本方有清热凉血、解毒祛湿之效。

■ 处方5

【配方】 鹅油100克，冰片20克。

【用法】 将冰片研成极细粉，过筛，兑入鹅油拌匀，棉搽患处。

【说明】 用鹅油搽烫伤为民间广泛采之。此方在此基础上加入冰片，效果更佳，用药后有清凉舒适感。可用蛇油代鹅油。

处方6

【配方】 虎杖、五倍子、当归各200克。

【用法】 上药加水2000毫升后煎煮，滤汁。再加水1500毫升第2次煎煮，滤汁。两汁混和，用纱布浸液后，外敷创面，每日2次。一般1~2日内可清除分泌物，1周左右创面愈合，10日可结痂脱落。

【说明】 本方用于烫伤面积大而有脓性分泌者。

处方7

【配方】 食盐适量。

【用法】 将食盐外敷烫伤处，或纱布包扎。

【说明】 烫伤初起。本方用于烫伤初起尚未起疱时，对已起疱痛甚者亦可使用。若水疱破溃，则不能用此外治。

处方8

【配方】 酸枣树皮3000克。

【用法】 将酸枣树皮切碎，水煎成膏。清创后，取本品涂于患处。酌情去除液化的焦痂、脓痂。

【说明】 用于烧烫伤。

生活保健

1. 发生烧伤后，不要急于脱去被烫的衣物，而应用凉水将衣物浸湿，再轻轻脱下，以免表皮随衣物被剥脱。

2. 烧伤后，注意居室的空气清洁，每日可用食醋熏蒸，以消毒空气，减少感染的发生。

中医外治验方一本通

跌打损伤

疾病 简介

　　跌打损伤有内伤、外伤之别，可表现为局部或者全身的疼痛、肿胀、伤筋、出血、皮肤青紫、血肿等外伤现象，也包括呼吸时内部刺痛等内脏损伤表现。

验方 精选

处方1

【配方】血竭、生蒲黄、生大黄、黄柏、红花各 150 克，赤芍、苏木各 120 克，儿茶、白芷、木香、延胡索、海桐皮、乳香、没药各 90 克，冰片 60 克。

【用法】除冰片外，其他药粉研碎为细末，然后加冰片拌匀，根据软组织损伤范围大小，取药粉适量与温开水调成糊，涂于纱布上敷于患处，用绷带包扎，每日换药 1 次。

【说明】适用于急性闭合性软组织损伤。

处方2

【配方】红花适量（视受伤面积而定），50°~60°白酒适量。

【用法】用白酒将红花拌匀，以挤压红花时有酒精渗出为宜；用火点燃，燃烧时搅拌均匀，见红花表面变黑、无红色为宜，盖灭。待温度适宜时涂于白布上，贴敷于患处。如皮肤破损先清创再贴；如有出血者，红花一部分可延长燃烧时间，先敷于出血处，再以剩余部分涂于患处。每日 3~5 次，连续敷用 2 日。

【说明】活血化瘀，消肿止痛。治跌打损伤。

■ 处方 3

【配方】 当归、白芷、杏仁、元参、皂角、草乌各15克，葱10根，白胶香、滴青、青油各400克，黄蜡50克，乳香、没药各25克。

【用法】 用青油将前7味药熬枯去渣，入白胶香、滴青搅匀，下黄蜡、乳香、没药搅匀备用。外敷患处。

【说明】 适用于跌打损伤、恶疮、风湿寒证。

■ 处方 4

【配方】 芒硝5克，大黄、栀子各30克，桂枝10克，酒适量。

【用法】 将上药共研为极细末，装入瓶中密闭备用。用时取药末适量，用水、酒各半调敷于患处。1日1次，连续用药至症状消失。

【说明】 适用于跌打损伤。

■ 处方 5

【配方】 两石针、八角王、大罗伞、生南星、生半夏、红狗尾、香胶叶各2克，樟脑0.6克。

【用法】 樟脑单独研成细粉（100目筛），其余干燥后碎成细粉（100目筛），加入樟脑混匀即成。外散患处。

【说明】 散瘀消肿，止痛。适用于跌打肿痛、风湿骨痛。

生活保健

1. 进行科学合理的锻炼。保持有氧运动和无氧运动的锻炼均衡；运动前不要空腹，运动前后要饮足量的水。

2. 忌过度劳累，防止肌肉疲劳导致的损伤。

中医外治验方

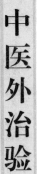

中医外治验方一本通

脱　肛

 简介

　　脱肛是肛管和直肠的黏膜层以及整个直肠壁脱落坠出，向远端移位、脱出肛外的一种疾病。中医学称脱肛为直肠脱垂。脱肛发病原因与人体气血虚弱，机体的新陈代谢功能减弱，自身免疫力降低，疲劳、酒色过度等因素有关。

　　本病多见于老人、小孩、久病体虚者和多产妇女。发病之初，病人可有肛门发痒、红肿、坠胀等表现，排便后脱出的黏膜尚能够自动收缩，但随着病情的加深，患者可能出现大便脓血、脱肛不收，此时则需要用手将直肠托回肛门，甚至严重的咳嗽、打喷嚏均可引起直肠再次脱出。脱出的黏膜、肠壁如不能及时收缩，时日一久就可引起肛门发炎、红肿、糜烂、溃疡，直到最后变成绞窄坏死。因此在病变中，若脱出部分摩擦损破，感受邪毒，酿湿生热，出现湿热之症，治疗则当先清利湿热。

验方 精选

■ **处方1**

【配方】五倍子、蜂蜜、黑蜡各适量。

【用法】将五倍子焙成焦黄色，待冷却后研成极细末，过筛，装瓶备用。用时以蜂蜜、黑醋调和成膏药，敷于患处，面积要超过患处1厘米，厚度为0.5厘米以上。也可用干燥的五倍子粉外撒患处。

【说明】用于脱肛。

■ **处方2**

【配方】木鳖子15克，升麻、乌梅、枳壳各30克。

【用法】将木鳖子研为极细末，装入干净瓶内备用。用时先用升麻、乌梅、枳壳各30克，煎水后洗患处，擦干。再用药液将木鳖子药末调成糊状，涂于患处，送入复位，卧床半小时。连续用药至症状消失为止。

【说明】用于脱肛。

处方3

【配方】石榴皮90克，五倍子30克，明矾15克。

【用法】上药加水1升，文火煎沸30分钟，滤去药渣，趁热先熏后洗，同时将脱出的部分轻轻托回，早、晚各熏洗1次，直至痊愈。

【说明】用于脱肛。

处方4

【配方】臭牡丹根、芭蕉根各1000克。

【用法】用臭牡丹根洗净煎汤，坐浴30分钟，芭蕉根捣烂取汁外搽患处，1日3~4次。

【说明】用本方治疗脱肛，一般3日内可回复，且疗效巩固。

处方5

【配方】乌梅5克，冰片0.2克，香油适量。

【用法】乌梅以文火焙干，研为细末，与冰片调匀，加香油适量调成糊状，涂于脱肛周围，1日1次。

【说明】本方适用于小儿脱肛。

处方6

【配方】干地蟠龙30克，风化硝6克。

【用法】上药锉研为细末。肛门湿润者干涂，干燥者用清油调涂，先用荆芥、生葱煎水，候温洗净，轻轻拭干，然后敷药。

【说明】适用于肛肿翻肛。

中医外治验方一本通

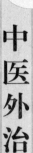

■■ 处方7

【配方】取苍术、白蒺藜各10克，黄柏、五倍子、地丁各15克，苦参、枯矾各20克，朴硝30克。

【用法】上药除枯矾、朴硝外，加水3000毫升，煎沸15分钟后，将药汁倒入盆中，再将枯矾、朴硝加入药液中，先利用热气熏蒸肛门10分钟，待药至温热时，再将肛门坐浴盆中10分钟。每日1剂，每日2次。

【说明】适用于脱肛。

> **生活保健**
>
> 1. 脱肛的病人平时可食用补气升提的食品，如牛肉、鸡肠、鹌鹑、鲫鱼、章鱼等，以促进脱肛痊愈。若舌苔腻有湿时，可食用薏苡仁，以补气升提祛湿。
>
> 2. 富含纤维的食物也应多食用，以保持大便的通畅。

皮肤科

第三章

带状疱疹

疾病 简介

　　带状疱疹由水痘带状疱疹病毒引起。起病突然，症状为数个簇集水疱群排列成带状，沿某一周围神经分布，一般以肋间神经与三叉神经分布区较为多见，常为单侧，伴有神经痛，神经痛是本病的一个重要特点。发病时有轻度发热、乏力、食欲不振等症状；继则局部皮肤有灼热感，潮红，出现粟状或绿豆大丘疱疹，迅速变为水疱，疱壁紧张，疱液澄清，疱疹孤立，密集成群。常单侧发疹，见于胸背、腰腹、颜面，亦可侵及眼、鼻、口、阴部黏膜。疹退后常遗留疼痛，年老者甚至经年不止。本病俗称串腰龙、缠腰火丹、蛇串疮、蛇丹等，系肝火妄动、湿热内蕴所致。

验方 精选

■ 处方1

【配方】松香、香油各50克，苦杏仁7个。

【用法】将松香、杏仁捣成细末，用香油拌匀，加微火焙解为桨状，装瓶密封后置于井水中冷却成膏备用。取3～6层消毒纱布块（局部肿块大小），将膏药均匀摊在纱布块上，敷患处。

【说明】此方在彝、苗、土、白族地区广泛流传。曾经治疗化脓性淋巴结炎150余例均愈。淋巴结炎未化脓者，敷后可自行消退，已化脓者，敷后可促进破脓及愈合。

处方2

【配方】地龙屎（韭菜地中者良）200克，米醋适量。

【用法】将地龙屎浸入适量米醋中一昼夜后，调成膏状，涂敷患处，纱布覆盖，胶布固定，每日1～2次，3～4日即愈。

【说明】地龙屎即蚯蚓食土后排出线条状的土粪。

处方3

【配方】血余炭10克，麻油适量。

【用法】将血余炭研细末，用麻油调成糊状，外涂患处，无需包扎，每日1次。一般1次痛止，2～3次即愈。

【说明】清热利湿。适用于带状疱疹。

处方4

【配方】王不留行不拘多少，鸡蛋清2个。

【用法】王不留行用文火焙干成黄褐色（或爆花），以不焦为度，研成细末，用鸡蛋清调成糊状，涂抹患处，纱布覆盖，胶布固定，每日3次。一般3～5日即愈。

【说明】解毒，燥湿。主治带状疱疹。

处方5

【配方】蜈蚣5条，香油适量。

【用法】蜈蚣焙干，研细，用香油调成糊状，涂沫患处，纱布覆盖，胶布固定。每日2次，直至结痂。

【说明】用于带状疱疹。

中医外治验方

一本通

处方6

【配方】 鲜蛇莓100～200克，糯米15～20克。

【用法】 一起捣烂取汁涂患处。若病在颜面等暴露部位处，可用棉签蘸药液涂于患处；若病变在躯干等部位，可将消毒纱布浸湿后敷患处，并覆盖塑料薄膜，胶布固定，12个小时换药1次。

【说明】 或取鲜蛇莓叶适量洗净捣烂取汁外涂患处，每日多次；或取蛇莓捣烂后直接外敷（包扎），每日换药1次。

处方7

【配方】 雄黄50克，乙醇50毫升，利多卡因4毫升。

【用法】 先将雄黄捣粉，然后与95%乙醇、2.5%利多卡因混合。取适量涂搽疱疹周围。每日3次，一般3～4日即愈。

【说明】 雄黄为含硫化砷的矿石，有毒。本方用量较大，操作时慎防入口。外用亦不可过多，以免中毒。

处方8

【配方】 雄黄、枯矾、青黛各10克，冰片2克，普鲁卡因注射液20毫升，乙醇100毫升。

【用法】 将上药共研为细末，装瓶备用。用时取普鲁卡因注射液加75%乙醇混匀，加上药调拌成糊状，外涂疱疹处，1日2次。治疗期间不用其他药物。

【说明】 用上药外敷治疗带状疱疹41例，治疗2～7日后，均获治愈。2例高龄患者有短暂后遗神经痛。

生活保健

1. 宜多吃蔬菜。多吃具有清热解毒、滋阴退火作用的水果和新鲜蔬菜，如苹果、西瓜、青菜、冬瓜、苦瓜等。

2. 慎食发物。慎用蟹、虾、鸡、羊等发物以免加重病情，延长病程。

3. 忌食辛辣食物。患病期间忌葱、蒜、辣椒、胡椒等温热刺激性食物，并忌酒类、浓茶和咖啡，以免加重症状。

扁平疣

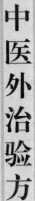

疾病 简介

扁平疣俗称扁瘊，又称青年扁平疣。由于气血不和，腠理不密，风热乘虚而入，搏于肌肤凝聚而成。本病好发于颜面、手背、前臂等处，呈针头至黄豆大的扁平丘疹，表面光滑，界清质坚，浅褐或灰褐色。一般无症状，有时轻度瘙痒。病程缓慢，可自行消退，但愈后仍可复发。现代医学认为扁平疣由人乳头瘤病毒引起，有一定的传染性。扁平疣与寻常疣不同，应区分清楚。

验方 精选

■ 处方 1

【配方】板蓝根 40 克，败酱草 20 克，生牡蛎 30 克，香附、生薏苡仁各 15 克，白僵蚕 10 克，生狼毒 6 克。

【用法】上药加水煎煮，滤汁，倒入盆中，乘热搽洗局部 15 分钟，至皮肤发红或局部微痛为度。每日 2~3 次。每日 1 剂。一般 3 剂见效，5 剂痊愈。

【说明】生狼毒有毒，慎防入口。

■ 处方 2

【配方】桃仁、红花、香附各 20 克，木贼、薏苡仁、马齿苋、板蓝根、生牡蛎各 30 克，乳香、没药、枯矾各 15 克。

【用法】上药加水煎汁 300 毫升，倒入盆中，揉擦局部 15 分钟。以皮肤灼热而不损伤为度。每日早、晚各 1 次。每日 1 剂。一般 20 日即愈。

【说明】用于扁平疣。

■ 处方 3

【配方】山豆根、马齿苋、紫草、木贼、香附、磁石各 30 克，红花 20 克，板蓝根、大青叶各 60 克，乙醇 500 毫升。

【用法】除磁石外，上药加入95％乙醇，浸泡10日，滤汁，去渣。磁石捣碎后加水煎煮1小时，滤汁得100毫升。两汁混合，装瓶。取少许反复涂搽患处。每日3次。一般10日可愈。

【说明】用于扁平疣。

■ 处方4

【配方】香附、木贼草各90克。

【用法】将上药水煎20分钟，滤渣取液。用毛巾浸湿本品湿敷患处，每次30分钟，每日2次。7日为1个疗程。

【说明】用于扁平疣。外敷后患处有轻微干涩感，可在药液干后涂搽少量润肤液；切忌外敷后立即清洗。

■ 处方5

【配方】板蓝根30克，紫草、香附、桃仁各20克。

【用法】将上药加水适量煎煮30分钟左右，过滤。取本品温度40℃左右时，棉球蘸药搽洗患处，搽至皮肤发红或局部灼痛为度。搽后皮肤呈紫褐色，以后逐渐变淡，待停药1月后完全恢复。

【说明】用于扁平疣。

■ 处方6

【配方】生半夏、斑蝥各等份，稀盐酸适量。

【用法】上药共研极细末，用10％的稀盐酸调成糊状备用。先将扁平疣进行消毒，然后用消毒的小梅花针叩打疣的顶端，待微微出血，即将药膏涂于顶端，涂后稍有灼热感，继而干燥结痂。1周后可脱痂痊愈。

【说明】发泡攻毒，蚀疣通络。主治扁平疣。

■ 处方7

【配方】板蓝根、银花各30克，红花、赤芍各10克，香附、木贼草各20克。

【用法】将诸药用纱布包好，对水 500 毫升，武火煎取 400 毫升，待温后洗搓面部，1 日 1~3 次，1 周为 1 个疗程。

【说明】清热解毒，活血化瘀。主治面部扁平疣。

生活保健

1. 远离紫外线、电磁辐射。

2. 多饮水，多吃水果、蔬菜，可做水果面膜。

3. 忌酗酒，尤其是空腹喝酒。

4. 扁平疣患者吃烧烤时不宜吃直接与火接触的食物，其中含有的致癌物比电烤和铁板烧的要多。

寻常疣

疾病 简介

寻常疣即千日疮。是由于风邪客于肌肤而变生，或阴血虚少、皮肤失养所致。现代医学认为，这是由乳头瘤病毒感染引起的一种良性皮肤赘生物。本病多生于手指、手背及指甲周围、头皮等处，为米粒至豌豆大的乳头状角质增生，质硬，呈灰褐、黄色，表面干燥粗糙，顶端可分裂呈刺状，境界清楚。初发为 1 个，后为多发。局部有轻度痒感，偶有压痛，摩擦或挤压后易出血。偶尔自愈，愈合后不留痕迹。

验方 精选

处方 1

【配方】冰醋酸原液、面粉各适量。

【用法】上 2 物混合，调成糊状备用。疣体直径小于 0.3 厘米者，用冰醋酸糊直接涂于疣体表面，厚约 0.2 厘米（注意勿涂于正常皮肤），4~6 小时后除去药糊，疣体亦随之脱落。局部创面抹龙胆紫，保持3~4日，勿着水。

【说明】用于寻常疣。

处方2

【配方】雄黄、枯矾各3克。

【用法】上药共研细粉备用，用时将疣体用针刺破，再将药敷患处，用胶布固定。1日2次，1周为1个疗程，轻者1个疗程，重者3~5个疗程可愈。

【说明】用于寻常疣。

处方3

【配方】香附、木贼草各50克。

【用法】将上药加水3~5碗。煎煮取液。取本品趁热洗患处约半小时左右，每日1~2次，15次为1个疗程。

【说明】用于寻常疣。

处方4

【配方】补骨脂（压碎）300克，乙醇1000毫升。

【用法】将补骨脂放入70%乙醇中浸泡1周，过滤去渣。用火柴梗蘸上药液少许滴于疣表面，每日数次，至愈为度。

【说明】用于寻常疣。

处方5

【配方】活斑蜘蛛1只。

【用法】先用温水将疣体洗软，干后将活斑蜘蛛放在疣面上压烂，让浆液渗出，再以纱布覆盖，胶布固定。其间无须揭看。一般8日即愈，皮肤变平，无瘢痕。

【说明】活斑蜘蛛体大者优。若疣面直径4毫米、高出2毫米者，用黄豆大的活斑蜘蛛1只。超过此者用2只。

■ **处方6**

【配方】香蕉皮30克，食盐少许。

【用法】香蕉皮晒干，煅存性加食盐少许，共研粉。取少许涂搽疣体。每日3次，5~7日愈。

【说明】用于寻常疣。

■ **处方7**

【配方】鸦胆子10克。

【用法】将鸦胆子捣如泥。取胶布一块，中剪一孔如疣大，贴于皮肤上，疣体露出用梅花针敲打疣体，令其出血，然后涂上药泥，纱布覆盖，胶布固定。1~2日后自觉痛痒，随即溃烂，揭去敷料，按一般感染处理即可。

【说明】此方治之，有留瘢痕可能，可用于不露外之处。

生活保健

1. 寻常疣患者饮食上宜吃凉血解毒和清热类食品，如绿豆、黄瓜、苦瓜等。忌吃鱼、虾、蟹等海鲜产品以及葱、蒜、辣椒、烟酒等刺激性食物。

2. 忌抓挠患处，否则病毒可因自身接种而顺着抓痕方向生长。

手足癣

疾病 简介

手足癣为指（趾）间及掌跖面的皮肤浅表真菌感染。根据其发病部位又可区分为足癣和手癣，足癣的患病率远较手癣为高。在我国南方尤为常见。临床首先可见少数丘疱疹，渐扩大为边缘清楚、稍隆起的红斑，上覆以少量鳞屑。皮损初为红色，渐变为褐色或正常皮肤色，中心自愈，边缘向周围扩大，炎症较明显，上有小水疱、糜烂及痂皮等，可形成环状。

验方 精选

■ 处方1

【配方】土槿皮 50 克，白酒 100 毫升。

【用法】将药捣为粗末，加白酒浸 5～7 日，去渣备用。外涂患处。

【说明】杀虫止痒。适用于手足癣、体癣。

■ 处方2

【配方】大蒜茎 200 克，枯矾、桃仁各 20 克，川椒、苦参、青木香各 30 克。

【用法】将上药煎汁取滤液 2000 毫升。取本品浸泡患足 30 分钟，每日 1 次，1 周为 1 个疗程。

【说明】用于足癣。

■ 处方3

【配方】大黄、白芷、赤芍各 10 克，黄柏、当归、黄精各 12 克，藿香 13 克，丹参 15 克，醋 2000 克。

【用法】将上药浸泡 7 日。取本品泡洗患处，每次 1 小时，每日 2～3 次，7 日为 1 个疗程。红晕脓疮加金银花、银翘。

【说明】用于脚湿气。

■ 处方4

【配方】儿茶、鲜马齿苋各 35 克，土茯苓、蛇床子各 30 克，石榴皮、黄柏、枯矾各 20 克。

【用法】将上药每日 1 剂，加水 2000 毫升，煮沸 15 分钟，滤取药液。取本品趁热浸泡患处 20 分钟，每日 3 次，拭干后用无菌纱布包敷，5 剂为 1 个疗程。

【说明】用于足癣感染。

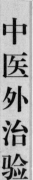

中医外治验方一本通

【配方】蛇床子、苦参、青黛、金黄散各 20 克，枯矾、槐树根各 30 克，大黄、马齿苋各 15 克。

【用法】将上药共研为细末，过 5 号筛。取本品 100 克，制成 10% 水煎液，外涂患处。

【说明】用于手足癣。

■ 处方 6

【配方】煅牡蛎、大黄、地肤子、蛇床子各 50 克。

【用法】将上药加水浓煎至 1000 毫升备用，用时先以温开水清洗创面，用消毒针刺破水疱，将药液置于容器中，趁热擦洗 5 分钟，再用 4 层纱布湿敷，每日 3 次。

【说明】适用于手足癣。上药共奏清热解毒、除湿止痒之功。方中煅牡蛎软坚散结、收敛固涩。

■ 处方 8

【配方】乌蛇 20 克，蒲公英、紫花地丁各 10 克，苦参、威灵仙、明矾各 15 克，白鲜皮、白蒺藜各 18 克，当归、赤芍、牡丹皮各 12 克。

【用法】上药加水煎煮，滤汁，倒入盆中，外洗患部。每日 4～5 次。一般 3 剂即愈。

【说明】在治疗手癣期间，应忌食辛辣之品，忌食芫荽。同时，凡运用浸渍药液治疗者，一旦患手新皮长出，应停止浸泡。

■ 处方 9

【配方】鲜侧柏叶 250 克。

【用法】放锅内水煮两三沸，先熏后洗，每日 2～3 次。

【说明】凉血止血，祛风解毒。治手癣。

■ 处方 10

【配方】大黄、玉竹、生首乌各 15 克，雄黄 10 克，食醋 50 毫升。

【用法】上药与醋加水 1000 毫升，共煎 10 分钟，待温，将手泡入药液中，每次 10 ~ 20 分钟，1 日 2 次。

【说明】为防止复发，泡至疮愈后，可用猪油（凡士林亦可）加入适量雄黄粉涂患处数日。

生活保健

1. 讲究个人卫生，最好不共用脸盆、擦布等。

2. 手足多汗和损伤，往往是手癣最多见的诱因之一，平时要减少化学性、物理性、生物性物质对手足皮肤的不良刺激。

3. 严格注意个人卫生，不穿别人的鞋、袜，不用别人的毛巾。饮食宜清淡，多食用粗糖及新鲜蔬菜、瓜果。

荨麻疹

疾病 简介

荨麻疹俗称风疹块。是由于皮肤黏膜小血管扩张及渗透性增加而出现红色或白色风团为主的皮损为特征。可发生于全身各部位，先有皮肤瘙痒，随即出现红色或白色风团，大小形态不一，常高出皮面。一般持续数分钟至数小时，甚至数天，此起彼伏，可自行消退，不留痕迹。若严重者可伴全身症状，如发热、头痛、气喘、腹痛、腹泻等。短期内痊愈者为急性，若反复发作数月以上者为慢性。

验方 精选

■ 处方 1

【配方】柚子叶 50 克，薄荷、防风各 30 克，紫苏 20 克，大蒜 10 克。

【用法】水煎，外搽全身，1 日 2 次。

【说明】本方有祛风消疹之效。

■ 处方 2

【配方】大黄 60 克，千里光、石椒草各 50 克，花椒 30 克，桃叶、麻子叶各 20 克。

【用法】以上药物采集后入锅内煮沸，先熏后洗患处，再将整个躯体置于药水中浸泡 15～20 分钟。1 日 2 次。

【说明】以上药物以鲜品为佳。本方对老年性皮肤瘙痒也有一定疗效。

■ 处方 3

【配方】透骨草 100 克，千里光 80 克，青蒿 50 克。

【用法】将上药加水浸过药面，煎 25～35 分钟，用药液浴洗患处，每日 1 剂，每日 2 次。

【说明】本方有祛风清热之效。

■ 处方 4

【配方】徐长卿 30 克，乌梅、银柴胡、乌梢蛇各 10 克，氯苯那敏 40 毫克，陈醋适量。

【用法】将前 4 味药粉碎后过 80 目筛，用陈醋调成膏状备用。取穴：曲池穴、血海穴（均双）。同时取药膏（每穴用药粉 3 克）摊于 4 厘米×5 厘米的塑料薄膜或敷料上，撒上氯苯那敏药粉贴于所选穴上，隔日 1 次，连贴 5 次后停药观察治疗效果。

【说明】治疗荨麻疹。敷药期间，忌食辛辣、鱼腥发物。

■ 处方 5

【配方】香樟木（或桃树叶）、艾叶各 50 克，白矾 15 克，食盐 10 克。

【用法】上药加水煎煮，滤汁，倒入盆内，洗浴患处。每日 2 次，数次即愈。

【说明】治疗荨麻疹。

■ 处方 6

【配方】羌活、芥穗、姜虫、川芎各 9 克，厚朴、橘红、党参、云苓各

12克，蝉衣、薄荷各6克，苦参、土茯苓、浮萍草、苍耳子各30克，白矾15克。

【用法】上14味中药，水煎2次服，第3煎加白矾洗之。

【说明】治疗荨麻疹。实践证明，内服加外洗效果优于单纯内服。部分不宜内服病人仅用本方外洗同样可以取效。

处方7

【配方】石椒草、千里光、臭牡丹、杏叶、防风各50克。

【用法】将上药混合煎水外洗，1日1剂。

【说明】治疗荨麻疹。本方有祛风止痒之效。

生活保健

1. 慢性荨麻疹可以用芝麻治疗。皮肤容易起荨麻疹的人，可以常食用芝麻，以改善体质，增强体力，强化肌肤。常吃黑芝麻酱效果良好。

2. 发疹严重时应禁食鲜虾、蟹、章鱼、贝类，或者竹笋、糯米、巧克力、咖啡、香辛料、砂糖等。

冻 疮

疾病 简介

冻疮是冻伤中最轻的一类，一般在低温和潮湿环境下发生。由于寒冷刺激，引起局部血管痉挛、瘀血。好发于手指、背、足趾、耳郭和颜面部。其临床特点为局限性充血性红斑、肿胀，遇热痒痛加重，有时出现水疱，水疱破后形成浅表溃疡，渗出浆液，并可感染化脓。治愈后遗留瘢痕，可见色素沉着或色素脱失。每年冬季易复发。

中医外治验方一本通

■ 处方1

【配方】山楂120克。

【用法】加水2500毫升，煎半小时后去渣，温水洗患处，每日1次。局部已溃糜烂者，将鲜山楂砸成糊状，或用干山楂水煮后砸成糊状外敷，每日换药1次。

【说明】活血化瘀，散结止痛。治冻疮。

■ 处方2

【配方】取白萝卜叶500～1000克。

【用法】水煎后趁热泡洗并不断按摩患处，有糜烂破损处按摩其周围。注意保持水温，以不烫伤为度。每次20分钟，每日2～3次，泡毕擦干并注意保暖。

【说明】可立即止痒。用于冻疮。

■ 处方3

【配方】生川楝子300克。

【用法】将上药加水反复煎取汁，去渣，浓缩成膏，每晚涂于冻疮处。

【说明】采用生川楝子膏治疗冻疮患者，疗效显著，一般用药3～5日即愈。

■ 处方4

【配方】辣椒酊5毫升，樟脑3克，甘油15毫升，乙醇适量。

【用法】前3味药混合，取95%乙醇加至100毫升时备用。外涂患处，每日3～4次。

【说明】活血通络止痒。适用于冻伤未溃者。

■ 处方5

【配方】甘草、芫花各12克。

【用法】上药加水1000毫升，煎煮，取药液温浴患处。每日2～3次。每次 10 ~ 20 分钟，不可内服。

【说明】适用于冻疮未溃者。方中芫花具有杀虫疗疮的作用。

生活保健

1. 严冬季节应当保护皮肤暴露处，如出门时使用口罩、手套和耳套等。
2. 保持服装、鞋、袜的干燥。
3. 注意休息和增加营养，以增加抗寒能力。

湿 疹

疾病 简介

　　湿疹又名湿癣、湿毒疮等。系风、湿、热客于肌肤所致，是一种常见的过敏性炎症性皮肤病。皮肤湿润，自觉剧烈瘙痒。急性湿疹反复发作而导致慢性湿疹。本病发于全身任何部位，尤以面部、肘窝、腘窝、四肢屈侧及躯干多发。局部初起皮肤潮红，很快出现红色丘疹、水疱、脓疱、结痂、脱屑等，边界不清，呈对称分布。自觉瘙痒，重者不可忍受，常于夜间增剧，影响睡眠。搔后往往糜烂，滋水淋漓。慢性者皮肤增厚粗糙。如发于关节处，常呈皲裂状，痛痒兼作。本病缠绵，时轻时重，连绵数月至数年，甚至终生不愈。急性期宜清利湿热，慢性者宜养血祛风。

验方 精选

■ 处方 1

【配方】新鲜嫩柳叶 3000 克，乙醇适量。

【用法】将嫩柳叶装入布袋，用木棒击捶，取其青汁，入锅加热至 45℃ ~ 60℃，倒入盆中，加入 75% 乙醇适量，浸泡局部 1 小时。每晚 1 次，一般 1 ~ 2 周即愈。青汁可反复使用。

【说明】用于掌、脚湿疹。

■ 处方 2 ━━━━━━━━━━━━━━━━━━━━━━━━

【配方】鲜马铃薯200克。

【用法】洗净,去皮,捣碎,滤汁,取少许薄敷患处,每2小时1次。一般3日即愈。

【说明】用于脓痂性湿疹。

■ 处方 3 ━━━━━━━━━━━━━━━━━━━━━━━━

【配方】紫草、石菖蒲各30克。

【用法】上药加水煎煮,滤汁,倒入盆中,洗浴局部。每日1~2次,直至治愈。

【说明】对湿疹有疮疡者更宜。

■ 处方 4 ━━━━━━━━━━━━━━━━━━━━━━━━

【配方】芒硝50克,苦参、白鲜皮各20克,蛇床子30克。

【用法】苦参、白鲜皮、蛇床子3味加水煎取300毫升,倒入盆中,再加入芒硝,外洗患处。每日2次,5日可愈。

【说明】适用于急性湿疹,慢性者效差。

■ 处方 5 ━━━━━━━━━━━━━━━━━━━━━━━━

【配方】制炉甘石、熟石灰、赤石脂各90克。

【用法】上药共为细末,加凡士林做软膏,外敷患处。

【说明】适用于湿疹症见滋水浸淫者。

■ 处方 6 ━━━━━━━━━━━━━━━━━━━━━━━━

【配方】煅石膏、轻粉各30克,青黛、黄柏各9克。

【用法】将上药研为细末,取适量撒敷患处,每日1次。

【说明】适用于急性湿疹。清热燥湿止痒。青黛、黄柏清热解毒;煅石膏、轻粉燥湿止痒。

处方 7

【配方】黄柏、黄芩、苦参、紫草、五倍子、明矾、花椒、甘草各10克。

【用法】取上药加水煎煮20~25分钟，去渣，取液，作冷湿敷。每日2次。

【说明】用于急性湿疹。清热解毒，收敛止痒。五倍子敛肺降火，敛汗止血；苦参、明矾解毒杀虫，燥湿止痒。

处方 8

【配方】千里光150克，白胡椒6克。

【用法】将上药共水煎2000毫升，等水温降至不烫手时，搽洗患部，每次20~30分钟，1日1~2次，连用至愈为止。

【说明】本方有清热收湿之效。

生活保健

1. 穿棉质衣服。棉质的衣物比较柔软，不会引起皮肤瘙痒。应避免合成的衣料以及紧身衣物，否则可能会导致皮肤发痒。

2. 用温水泡澡。湿疹患者可以定期用温水洗澡，这样能减少感染的机会，并有助于软化皮肤。但应避免过热或过冷的水。

3. 避免温度的快速变化。快速的温度变化可能是引起湿疹的原因。从热乎乎的屋内去到冰冷的户外，或从冷气房中进入热水浴，都可能引发皮肤痒。

神经性皮炎

疾病 简介

神经性皮炎是一种慢性炎症性皮肤病，属祖国医学的"顽癣"、"湿癣"、"干癣"、"风癣"和"刀癣"等病范畴，又称癫皮疯，常发于头、眼睑、颈部、背部、肩前臂外侧、腰和阴部等处。多因风、湿、热毒之邪蕴于肌肤、阻滞经络，日久生风化燥，热伤阴，阴生燥，而致皮肤失于濡养。或续发于慢性皮肤病后期。局部阵发性皮肤瘙痒，入夜尤甚，慢性皮肤增厚、皮沟加深和多角形丘疹，或呈苔藓样变。

验方 精选

处方 1

【配方】 虎掌根、香油各适量。

【用法】 将虎掌根捣烂研细末，用香油调匀。外搽或浸洗患处。1 日 5 次。

【说明】 此方适用于神经性皮炎。

处方 2

【配方】 斑蝥粉 2 份，砒霜 1 份，白醋适量。

【用法】 将上药加白醋调成糊状，外涂于病变局部，约 30 分钟后，刺破所起疱，吸干液体，涂上消炎药膏。

【说明】 用于神经性皮炎。

处方 3

【配方】 白鲜皮、防风、皂角刺、首乌（酒炒）各 40 克，全蝎、朱砂、轻粉各 20 克，香油 180 克，食醋 50 克。

【用法】 将上药前 5 味共研为细末，过 6 号筛，再依次与朱砂、轻粉配研为细末；将香油煎至微热时加食醋，再煎至无沫时加入上药末，调匀成糊状。取本品适量涂于患处，再用电磁波（TDP）治疗器照射 30 分钟，照射距离 30～40 厘米，照射结束后将药膏擦去，每日 1 次。

【说明】 用于神经性皮炎。

处方 4

【配方】 硫黄 80 克，轻粉、雄黄、大枫子仁各 50 克，黄连、苦参各 30

克，冰片 10 克，凡士林 500～1500 克。

【用法】将硫黄、轻粉、雄黄、黄连、苦参各研为细末，过 6 号筛；将大枫子蒸后捣为泥；再将凡士林隔水加热熔化，再加入药末、药泥搅拌均匀，待凡士林稍冷后加入冰片搅匀。取本品涂搽患处，用手揉搓5～10分钟。

【说明】用于神经性皮炎。

生活保健

1. 生活规律有序，不吸烟，少饮酒，避免食用刺激性和辛辣食物。
2. 不要用手搔抓、摩擦及热水烫洗等方法来止痒。

皮肤瘙痒症

疾病 简介

　　皮肤瘙痒是仅有局部或全身的皮肤瘙痒症状而无任何原发皮疹而言。瘙痒是阵发性、游走性的，亦有蚁行、烧灼等感觉，尤以夜间及入睡前最剧。常由冷热或情绪激动、衣服摩擦、饮酒及食用辛辣食物所诱发。本病以成年人及老年人多见，冬季发病较多。引起瘙痒的原因较多，若因虫、气候、衣着及皮肤原因等引发的，首除诱因；若因肝胆病、糖尿病等继发者，应治疗原发病为本。

验方 精选

处方1

【配方】白毛藤 30 克，小荨麻 20 克，蛇床子 15 克，苦参 30 克。

【用法】上药共为粗末共煎，煮沸约 5 分钟，滤过去渣，取煎液浸泡并洗涤患部。每剂 2 次，1 日 1～2 次。

【说明】白毛藤为茄科红丝线属植物。哈尼族意译：纽子果树。

处方 2

【配方】 三叉苦 100 克，臭灵丹 80 克。

【用法】 将上药洗净，加水煎煮 30 分钟，温洗患部，1 日 1 剂。

【说明】 本方适用于风热血燥型皮肤瘙痒。

处方 3

【配方】 野藿香叶适量。

【用法】 以水煎浸洗野藿香叶，1 日 1 次。

【说明】 野藿香为唇形科香茶菜属植物，滇中又称土苏子、野苏子。

处方 4

【配方】 艾叶 90 克，雄黄、花椒各 6 克，防风 30 克。

【用法】 上药加水煎煮，滤汁，倒入盆中，先熏后洗，待冷涂搽患处。每日 2 次，每日 1 剂，一般 3 剂可愈。

【说明】 雄黄为含硫化砷的矿石，有毒。操作时应掌握剂量，慎防入口。

处方 5

【配方】 夜交藤 200 克，苍术、白蒺藜各 100 克，白鲜皮、蛇床子各 50 克，蝉蜕 20 克。

【用法】 上药加水煎煮，滤汁，倒入盆中，先熏后洗 1 小时，每日 2 次，直至治愈。

【说明】 适用于老年皮肤瘙痒症。

生活保健

1. 饮食宜清淡，禁食辛辣、海腥等发物，忌饮酒类及咖啡。

2. 皮损处忌过度搔抓、热水烫洗，忌肥皂等碱性物质刺激。

3. 冬天不要过多洗澡，以保持皮肤的润泽。

4. 保持大便通畅，注意皮肤清洁。

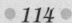

痱　子

疾病 简介

痱子即痱疮。为暑湿蕴蒸皮肤、汗泄不畅而引起。多见于夏天炎热季节，以小儿及肥胖者易患。多分布于头面、颈项、胸、腹、背、肩、股等处。发病突然，在皮肤汗孔处发出针头大小密集的红色丘疹，很快变成小水疱或小脓疱，周围红晕。如因痒搔破后，常可继发脓窝疮和暑疖。本病外治，疗效快捷。

验方 精选

处方1

【配方】鲜苦瓜叶适量。

【用法】取鲜苦瓜叶捣烂如泥，挤汁，涂搽患处，1日3次。

【说明】清暑解毒。可治身体各部位的痱子。

处方2

【配方】香薷24克，藿香、青蒿各30克，野菊花40克，薄荷、冰片各10克，板蓝根50克，乙醇适量。

【用法】将上药前5味进行水蒸气蒸馏，收集药量1.5倍的油水混合液，加入冰片，分装为两瓶备用。将上药渣与板蓝根加水煎2次，煎液浓缩至1∶15，放入1倍量95%乙醇冷藏24小时以上。将上述乙醇处理液经过滤，减压回收乙醇并适当浓缩后以4厘米×5厘米×8厘米海绵2块吸收单剂量浓缩液，真空干燥后，密封于塑料袋内。取本品油水液1瓶，海绵1块。每日2次，用适量温水洗浴，洗后用适量水浸泡含药海绵15分钟，不断搓热，以利药液浸出，后加入油水液搅匀，用海绵搽洗。

【说明】用于小儿暑热、夏季痱子、疖肿。

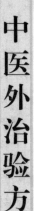
■ 处方3

【配方】 苏叶、防风、荆芥、薄荷各10克，柴胡15克，板蓝根、菊花、桑叶各30克，重楼40克。

【用法】 将上药水煎取液1000～2000毫升。取本品外洗，2～3小时1次。

【说明】 用于夏季外感高热、痱子疮毒。

> **生活保健**
>
> 1. 勤洗温水澡，保持皮肤干燥、清洁。
> 2. 勤换衣服，衣服要宽大、柔软。
> 3. 尽量将头发剪短些。

鸡 眼

疾病 简介

鸡眼是一种多见于足底及足趾的角质增生物。呈灰黄色或蜡黄色，系足上较突出部分的皮肤长期受压或摩擦，发生局限性角层增厚，其尖端逐渐深入皮层，圆形基底裸露皮外，坚硬如肉刺，行走时因鞋过紧，或脚部先天性畸形，长期重心固定，使尖端压迫神经末梢，产生疼痛。

验方 精选

■ 处方1

【配方】 蓖麻仁1枚。

【用法】 去壳，放灰火内埋烧，以爆胀为度。鸡眼热水泡洗，刮去老皮。将蓖麻仁用手捏软，乘热敷于患处，胶布固定。每3～5日更换1次，一般1～2次鸡眼脱落，局部变软而愈。

【说明】 用于鸡眼。

中
医
外
治
验
方

一
本
通

处方 2

【配方】蜘蛛网丝。

【用法】揉捏成饼状，大小同鸡眼。温水浸泡患处 15 分钟后，用刀片削去角化皮肤。然后将捏成饼状的蜘蛛网丝放在鸡眼处，胶布固定。24 小时去掉。鸡眼随之萎缩，1 周脱落。一般 1 次即愈。如未愈者再行 1 次。

【说明】用于鸡眼。

处方 3

【配方】芒硝 10 克。

【用法】加少量清水，使之呈结晶状。患足先用温水浸泡 15 分钟，拭干后用刀将角化层刮掉，以不出血为度。剪一块 1.5 厘米方正胶布，中间挖出与鸡眼大小相同的孔，贴于鸡眼处，露出鸡眼。然后取芒硝液放在鸡眼上。胶布固定。每日更换 1 次，直至鸡眼消失。

【说明】用于鸡眼。

生活保健

1. 穿合适的鞋，减少局部摩擦和压迫。
2. 经常用热水泡脚。

白癜风

疾病 简介

白癜风是一种局限性色素脱失疾病，又名白驳风。多因风湿搏于皮肤、气血失和、血不荣肤而成。本病好发于面、颈、手背、躯干及外生殖器，其大小形状不一，边缘清楚，周边与健康皮肤交界处皮色较深，可单发或多发，可相互融合成片，患处毛发变白，无任何自觉症状。白癜风以青年多见，经过缓慢，亦可呈间歇性发展。现代医学认为，本病与遗传、自身免疫、黑素细胞自身破坏等有关。对于本病至今尚无特效的治法。

验方 精选

■ 处方 1

【配方】补骨脂300克，乙醇600毫升。

【用法】将补骨脂碾碎置于75%乙醇内，浸泡7昼夜，过滤去渣备用。用棉球蘸药涂于患处，并摩擦5~15分钟。

【说明】调和气血，活血通络。适用于白癜风（白驳风）、扁平疣（疣症）。

■ 处方 2

【配方】乌梅60克，补骨脂30克，毛姜10克，乙醇适量。

【用法】将上药放入80%~85%乙醇（药物与乙醇1∶3配制）内浸泡14日后，过滤去渣即可使用。用时取棉签或纱布蘸药涂擦患处，每日次数不限，每次1~5分钟。

【说明】用上药治疗白癜风235例，治愈51例，显效68例，有效85例，无效31例，总有效率为86.8%。治程中无不良反应。

■ 处方 3

【配方】密陀僧60克，硫黄30克，枯矾、轻粉各10克，地塞米松霜适量。

【用法】将上药共研为细末，过7号筛，调入地塞米松霜成膏。取本品涂搽患处，每日3~5次。

【说明】共治疗白癜风22例，治愈16例，好转4例，无效2例，总有效率为90.9%。本品有毒，严禁沾唇入眼，若用后眉目起粟粒样丘疹，则暂停用药，待疹退后再用。

■ 处方 4

【配方】生穿山甲片（代）适量。

中医外治验方

一本通

【用法】取五分钱大的生穿山甲（代）1 片，利用其自然边缘，刮白斑之处，顺经络循行之方向，由轻到重刮 60 次，发红为度，不能出血。刮完后敷以红霉素软膏润泽皮肤，防止感染。每日 2 次。刮 1 周后白斑完全消失。

【说明】用于白癜风。

处方 5

【配方】雄黄 7 克，密陀僧 20 克，白芷、白附子各 12 克，黄瓜 1/3 根。

【用法】上药共研细末，装瓶备用。取黄瓜切片，蘸药粉反复涂搽患部，后敷患处。每日 2 次，7 日为 1 个疗程。

【说明】活血通络，解毒祛风。主治白癜风。

处方 6

【配方】紫草、地骨皮、全蝎、青黛、雄黄各 6 克，补骨脂、白附子、何首乌各 15 克，蜈蚣 5 条，乙醇 500 毫升。

【用法】上药用乙醇浸泡 7 日。用时取鲜茄蒂 1 个，蘸药液外搽患部，以局部发红为度，1 日 2～3 次，1 个月为 1 个疗程。

【说明】用于白癜风。

处方 7

【配方】蚯蚓 5 条，香油 50 克。

【用法】将蚯蚓用香油浸泡，15 日可用，用时取此油涂搽患处，1 日 2～4 次。

【说明】用于白癜风。

处方 8

【配方】栀子、菟丝子、补骨脂各 30 克，乙醇 200 毫升。

【用法】用 75% 乙醇浸泡上药 1 周，外涂患处，1 日 2～3 次，同时配合日晒。

【说明】用于白癜风。有的病人涂后会起疱，待疱吸收后再涂、再晒。

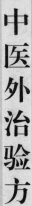

中医外治验方一本通

生活保健

1. 保持乐观的情绪。
2. 多晒太阳。
3. 多吃一些含有酪氨酸及矿物质的食物。

黄褐斑

疾病 简介

　　黄褐斑又名黧黑斑、肝斑等。由肾亏火旺、血虚不荣、火燥结滞或肝郁气滞所致。面部有黄褐色或暗褐色的色素斑，其形状不规则，枯暗无光，不高出皮肤，邻近者倾向融合，尤以两颊、额、鼻、唇及颏等处多见。孕妇或患有生殖器官疾病及慢性消耗性疾患者常见有黄褐斑。一般无自觉症状。

验方 精选

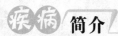

处方 1

　　【配方】白芨、白芷、白附子各6克，白蔹、白丁香各4.5克，密陀僧3克，鸡蛋清或白蜜适量。

　　【用法】上药研细末，每次用少许药末放入鸡蛋清或白蜜内搅调成稀膏。晚睡前，先用温水浴面，继将此膏涂于斑处，晨起洗净。

　　【说明】用于黄褐斑。

处方 2

　　【配方】生山楂300克。

　　【用法】将山楂研为极细末，装入玻璃瓶中备用。用时患者先用温水洗脸，毛巾擦干。取山楂粉5克，鸡蛋清适量，调成糊状，薄薄覆盖于面部，保留1小时，早、晚各1次。敷上药糊后，可配合手法按摩以助药力吸收。

60次为1个疗程。

【说明】用于黄褐斑。

■ 处方3

【配方】鲜鸡蛋1个，烧酒适量。

【用法】在烧酒内浸泡7～10日。每晚取蛋白少许，涂搽患处。一般用完1～2只鸡蛋后，可消退褐斑。

【说明】用于黄褐斑。

■ 处方4

【配方】冬瓜（去皮）500克，黄油适量。

【用法】将去皮冬瓜切成小块，加入水、黄油各半，煮烂，熬成膏。每晚取少许搽脸，次晨洗去。

【说明】用于黄褐斑。久则使粗黑面孔变细变白。黄油是从牛奶中提取的一种产品，非润滑用的黄油。

生活保健

1. 避免辛辣食物及烟酒、咖啡、浓茶等的刺激。
2. 不滥用化妆品，避免日晒。
3. 保持心情舒畅，避免忧郁、烦躁。
4. 积极治疗慢性肝肾疾病，纠正月经不调，调节内分泌功能等。

斑 秃

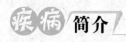 简介

斑秃为脱发之一种，是头发局限性骤然成片脱落。脱发面积大小不等，

形状不一，有的呈圆形脱落，脱发处毫无炎症，亦无自觉症状，皮肤光滑油亮。严重者全部头发均脱，甚至累及眉毛、胡须、腋毛、阴毛。本病原因不明，属中医之"油风"、"鬼剃头"等范围。

验方 精选

处方1

【配方】 红花60克，干姜90克，当归、赤芍、生地、侧柏叶各10克，乙醇3000毫升。

【用法】 将上药切碎放入75%乙醇中密封浸泡10天后外用。每日搽患处3~4次。

【说明】 此法对斑秃治疗有效，忌内服。

处方2

【配方】 侧柏叶60克，乙醇适量。

【用法】 上药浸于60%乙醇中浸泡7天。涂脱发处，1日3~4次，3周后新发始生。

【说明】 用本方治疗27例，均痊愈。

处方3

【配方】 鲜旱莲草、鲜姜、鲜侧柏叶各100克，蜂蜜适量。

【用法】 将上药共捣烂，用三层纱布包裹，拧出汁液，再兑上蜂蜜调匀，搽患处，1日3次，连用10天以上。

【说明】 试治8例斑秃，均有效。

生活保健

1. 讲究头发卫生，不要用碱性太强的肥皂洗发，不滥用护发用品，平常理发后尽可能少用电吹风或染发。

2. 饮食要多样化，克服和改正偏食的不良习惯。油风是一种与饮食密切相关的病症，要根据局部的皮损表现辨证和分型，制定食疗方案。

3. 注意劳逸结合，保持心情舒畅，切忌烦恼、悲观和动怒。

脱　发

疾病 简介

　　脱发是由多种原因引起的毛发脱落的现象，生理性的如妊娠、分娩；病理性的如伤寒、肺炎、痢疾、贫血及癌肿等都可能引起脱发。另外，用脑过度、营养不良、内分泌失调等也可能引起脱发。在临床上分为脂溢性脱发、先天性脱发、症状性脱发、斑秃等。中医认为脱发多由肾虚、血虚，不能上荣于毛发或血热风燥、湿热上蒸所致。

验方 精选

处方1

【配方】雄黄、硫黄、孵育过的鸡蛋或蛋壳内白皮、猪油各25克，猪苦胆1个，炮制穿山甲15克。

【用法】诸药研细末，用猪油和猪苦胆汁调和。用时以纱布包好用力搽患处，1日2~3次。

【说明】用于脱发。

处方2

【配方】土细辛、清油、铁线莲各50克，酒糟水100克。

【用法】将土细辛煅烧成灰，放入铁线莲，加水煮沸，再入酒糟水和清油搅匀，搽洗头部，2日1次。

【说明】用于脱发。若将此药搽在白发上，则可使白发变黑。因为烫伤等所致无毛发者，搽此药则可生发，并比原有毛发长得更为浓密。

处方3

【配方】川楝子50克，香油适量。

【用法】川楝子研细末，治疗时取药末5克，用香油调成泥状，敷于患处。每日1换，2周为1个疗程。

【说明】祛湿，化瘀，生发。

处方 4

【配方】新鲜侧柏枝叶（含青绿色种子）25～35 克。

【用法】上药切碎，浸泡于 60%～75% 的酒精 100 毫升中，7 天后过滤，静置取上、中层深绿色液备用。用时以棉棒蘸药液涂搽毛发脱落部分，每日 3～4次，开始宜反复多次涂搽；待毛发开始再生时，宜反复蘸涂，以防因涂搽引起再生发毛脱落；待发已较粗黑，则稍用力反复涂搽。

【说明】本方对脂溢性秃发有一定效果。

处方 5

【配方】透骨草 45 克。

【用法】透骨草加水煎煮后取汁，然后用此煎液熏洗头发，每次熏洗 20 分钟。熏洗后勿用清水冲洗头发。每日用 1 剂，可连续熏洗 4～12 日。

【说明】适用于脂溢性脱发。

生活保健

1. 保持室内清洁、整齐、安静、空气流通和温度适宜，避免外来杂音的干扰。

2. 解除思想顾虑，避免抑郁、愤怒、烦躁等不良情绪。

3. 饮食宜清淡，富有营养；禁食鱼、虾、蟹等腥味发物和肥甘厚腻的食物。

狐 臭

疾病 简介

狐臭是腋下汗出带有狐臊臭味的一种疾病，多见于青年男女，以妇人更为多见。其腋汗色如柏汁，带有臭气，夏季臭气加剧，不可近人。治疗本病除外科手术外，运用中药外治亦具有很好的疗效。

验方 精选

■ 处方 1

【配方】蜘蛛 7 只,雄黄 10 克,冰片 1 克,醋 2 克。

【用法】取蜘蛛用净润黄土包密,放热炭火烤干,研末再加雄黄、冰片、醋调稀涂腋下。

【说明】用于狐臭。

■ 处方 2

【配方】佩兰叶 9 克,滑石 12 克,枯矾 6 克。

【用法】上药共研细末备用。用绷带将药粉包腋窝中,3 日 1 换。

【说明】除臭止汗。主治狐臭。

■ 处方 3

【配方】公丁香 18 克,红升丹 27 克,石膏 45 克。

【用法】上药共研细末,装瓶备用。于每日洗浴后用棉球蘸药粉少许涂搽腋窝处,可掩盖臭味。

【说明】收敛除湿。主治腋臭。

■ 处方 4

【配方】密陀僧 156 克,轻粉、公丁香各 16 克,白芷 31 克,滑石 93 克,冰片 10 克。

【用法】上药共研为细粉,密封储藏。将患处洗净,外搽患处,1 日 2～3 次,连用半个月。

【说明】本方有除臭之效。

■ 处方 5

【配方】三仙丹、密陀僧各 16 克,冰片 3 克。

【用法】上药均研极细末,密封储藏。将患部洗净,外搽患处,1 日 2～3 次,连用半个月。

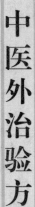

【说明】有较强的除臭作用。

生活保健

1. 常洗澡，勤换衣服，经常保持腋窝处干燥、清洁。
2. 戒烟酒，忌食辛辣、煎炒等刺激性食物。
3. 必要时可将腋毛剃除，破坏细菌生长的环境。

痤　疮

疾病 简介

　　痤疮又称粉刺，是青春期常见的皮肤病。好发于青年男女面、胸、背部的毛囊、皮脂腺的慢性炎症，多由过食肥甘厚味、脾胃虚热、内蕴上蒸、外受风邪等因素所致。该病与祖国文献中记载的"肺风粉刺"相类似。其临床特征是：患者颜面等处发生散在的针头或米粒大小的粟疹，或见黑头，能挤出粉渣样分泌物。

验方 精选

处方 1

【配方】人参、当归、黄柏各20克，乌梅10克，密陀僧5克，白蜂蜜、蛋清各5毫升，丝瓜汁10毫升。

【用法】先将前4味加水煎汁，浓缩，焙干后研粉；密陀僧炮制减毒后研粉。以上混合，再与丝瓜汁、蜂蜜、蛋清共拌匀，佐防腐剂，调配成膏。取少许敷擦局部，每4小时1次，10日为1疗程。一般1~2个疗程即可消退。

【说明】本方对面部黑色素沉着者也有较好的疗效，具体用法相同。

处方 2

【配方】丹参、紫花地丁、当归、白芷、半夏各30克。

【用法】先以1%温盐水洗净面部，有脓疱者用针挑挤净，双手搓热面部。然后将上药加水煎沸15分钟，滤汁，倒入盆中，即以热气熏脸。再将两块新毛巾浸入药液，拧半干半湿。热敷脸部30分钟，每日2次，直至治愈。已煎过的药物至阴凉处，下次再用，夏季可用2~3日，冬季用4~5日。

【说明】用于痤疮。

处方3

【配方】桑白皮、石膏、野菊花各30克。

【用法】水煎外洗，1日2次。

【说明】治疗上千例患者，有效率达95%以上。一般轻者半月可治愈。

处方4

【配方】银花、黄柏、丹皮、夏枯草、乌梅各等份，明矾5克，甘油15毫升，乙醇适量。

【用法】上药为粗末，以五倍量的75%乙醇浸泡1周，过滤。另取明矾研细，溶解于甘油内，加入浸液至1000毫升。以毛笔蘸药水涂患处，1日2~3次。

【说明】开始涂药后有一过性轻微痛痒感，不影响继续治疗。

生活保健

1. 注意个人卫生，经常洗脸，保持面部清洁。
2. 饮食宜清淡，少食或不食辛辣、油腻、热性食物，戒烟酒。
3. 禁止用手挤压痤疮，以防继发感染。
4. 多饮水，保持大便通畅。

梅 毒

疾病 简介

梅毒即杨梅症，是一种主要通过性活动中梅毒螺旋体传染的一种性病。

本病症状各种各样，时隐时现，病程持续很长，潜伏多年而无明显症状（隐性梅毒），也可由孕妇直接传给胎儿（胎传梅毒）。少数病人通过病损部位接触或污染物的接触而患病。梅毒早期主要是侵犯皮肤及黏膜，晚期可侵犯心血管系统及中枢神经系统，多发生于男女前后阴部，也可见口唇、乳房、眼睑等处。初起患部为粟米大丘疹或硬块，四周亮如水晶，破后成溃疡，色紫红无脓水，四周坚硬凸起，中间凹陷，常单发。

验方 精选

处方1

【配方】苦地胆、玉米粉各适量。

【用法】取鲜苦地胆洗净捣烂外敷患处，再撒上一层薄薄的玉米粉，每天换药1次，7天为1疗程。

【说明】献方者曾亲手治疗6例梅毒患者均有效。

处方2

【配方】硼砂60克，明雄15克，朱砂10克，乳香（去油）10克，没药（去油）10克，生石膏100克，甘草（水飞）10克。

【用法】扩大肛门后，敷上此散。

【说明】适用于梅毒性肛门狭窄。

处方3

【配方】生姜300克，土茯苓200克，苦参80克。

【用法】上药煎汤，外洗。

【说明】适用于梅毒初起。

生活保健

1. 洁身自好，杜绝不当的性行为。

2. 出门在外时，应注意用具的消毒。

3. 正常性生活前，注意阴部清洗、消毒。

中医外治验方一本通

五官科

第四章

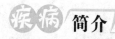
沙 眼

疾病 简介

　　沙眼，祖国医学谓之"椒疮"、"粟疮"，是一种流行比较广泛的慢性传染性眼病。多因脾胃积热、风邪外束以致气血瘀滞、壅积眼睑所致。现代医学认为是病毒侵入睑膜而引起。眼睑有少数颗粒，多在外眦部分，或伴眼痒、眼易疲劳以及少量黏液。

验方 精选

■ 处方1

【配方】红花1克，黄连5克，冰片1克，氯化钠500毫升。

【用法】将上药放入氯化钠中浸泡72小时，每日3～6次滴眼、洗眼。

【说明】对急慢性结膜炎、沙眼、电光性眼炎、红眼病等病疗效最佳。

■ 处方2

【配方】红花、当归、黄连、黄柏、黄芩各10克，蒲公英30克，冰片3克。

【用法】将上药研成细末，每日 2 ~ 3 次放入 200 毫升水中，煎 3 ~ 5 分钟后热敷眼睛。

【说明】对麦粒肿、急性结膜炎、沙眼、眼红肿等病疗效显著。

■ 处方 3

【配方】白矾 10 克，龙胆草 15 克，枯矾、杏仁、乌梅各 5 克，菊花 100 克。

【用法】水煎去渣，每日熏蒸洗眼 6 次以上，15 日为 1 个疗程。

【说明】清利肝胆湿热，明目退翳软坚。主治沙眼、眵多、目痒等。

生活保健

1. 洗脸用具、手帕要做到专人专用，并要定期消毒。
2. 经常洗手，不用手擦揉眼睛。
3. 公共场所的公用洗用具必须严格消毒，避免接触传染。
4. 对儿童和青少年进行用眼卫生教育，养成良好的用眼习惯。

麦粒肿

疾病 简介

麦粒肿又称睑腺炎，是眼睑腺组织的一种急性化脓性炎症，多为金黄色葡萄球菌感染所致，其症以眼睑缘皮肤局部红肿、胀痛，并有硬结，3 ~ 5 日后化脓破溃为特点。本病相当于中医的针眼、偷针，由于风热或脾胃热毒所致。

验方 精选

■ 处方 1

【配方】生草乌 25 克，生南星 20 克，生半夏 45 克，生栀子、大黄、黄药子、樟脑（研末）、白芷各 50 克，丹参 75 克，白蚤休、荔枝草各 100 克，凡士林 300 克。

【用法】 将上药除樟脑粉外共研为细末，过 7 号筛，取凡士林在水浴锅内加热熔化，投入药末搅拌均匀，待温度降至 60℃ 左右时，加入樟脑粉搅拌均匀。先用 0.25% 氯霉素眼药水冲洗结膜囊，并涂入四环素可的松软膏以保护角膜，然后用此膏涂患处。每天换药 1 次。

【说明】 主治疖痈肿毒、跌打损伤、麦粒肿、颌面炎症。有明显伤口及化脓溃烂者慎用，孕妇忌用。

■ 处方 2

【配方】 如意金黄散 30 克，凡士林 70 克，无水羊毛脂 10 克，冰片（或樟脑）2 克，乙醇少许。

【用法】 将凡士林、无水羊毛脂二者加热熔化，速将如意金黄散兑入搅匀，继将冰片（或樟脑）用 95% 乙醇溶化后兑入再搅匀，待冷即成。将患眼结膜囊内先涂抗生素眼膏以保护角膜不受刺激，再外敷本品，少数较重者加服（蒲公英 30 克，金银花 10 克，甘草 3 克）3~5 剂。

【说明】 用于麦粒肿。

■ 处方 3

【配方】 千里光 100 克，桑叶 60 克。

【用法】 水煎外洗，每日 2 次。

【说明】 用于麦粒肿。

■ 处方 4

【配方】 桑叶、野菊花、金银花各 15 克，赤芍 10 克。

【用法】 上方水煎后过滤去渣，趁热熏洗患眼，每日 2~4 次。

【说明】 用于麦粒肿。

处方5

【配方】 土大黄叶50克，臭灵丹50克，鬼针草30克。

【用法】 将上药洗净分成2份，1份加水煎煮，过滤，取滤液熏洗患部。另1份捣烂如泥，外敷患部，每日2次。

【说明】 本处方经临床验证，疗效满意。

处方6

【配方】 鲜鸭跖草50克。

【用法】 鸭跖草洗净，在乙醇灯上烘烤一端，另一端流出清亮的液汁，贮瓶备用。用药液滴入眼内2滴，闭目10分钟。每日3～4次，一般2日即愈。

【说明】 主治麦粒肿。

生活保健

1. 注意卫生，不用脏手或不洁手帕揉眼。
2. 眼部慎用化妆品。
3. 冬、春季节气温较低时，热敷眼部，有助于睑腺管通畅，预防睑腺炎。
4. 防止过度疲劳。
5. 保持大便通畅。
6. 不吃辛辣刺激性食物，多吃新鲜蔬菜和水果。
7. 有糖尿病者应积极治疗，防止并发感染。

结膜炎

疾病 简介

　　结膜炎是眼睑结膜被细菌感染或化学物质的刺激所致的肿胀和充血，俗称红眼、火眼。中医称之为天行赤眼，由于感受风热毒邪和时行厉气所致。

本病发病急剧，多累及双眼，有传染性，常见春、夏暖季。病初患眼有异物感，红赤水肿，痛痒交作，怕热羞明，眼痛流泪，迅即症状加重，胞睑红肿，白睛红赤或点状、片状溢血。本病外治疗效明显。

验方 精选

处方1

【配方】菊花、薄荷各30克。

【用法】上药放入两层纱布袋中，置于茶缸内。然后加沸水500毫升上盖。数分钟后，揭开盖子，熏洗双眼。每日3次，一般2日即愈。

【说明】清热解毒，清肝明目。

处方2

【配方】桑叶、菊花各10克，红花3克。

【用法】上药用开水浸泡，乘热熏洗双眼。每日3次，直至治愈，一般2日即愈。

【说明】用于结膜炎，睑缘炎、虹膜睫状体炎等。

处方3

【配方】桃仁、红花、杏仁、栀子各7克，蛋清1个，面粉1撮，烧酒半小盅。

【用法】上药共捣为末，用蛋清、面粉、烧酒半小盅调成糊状，外敷涌泉穴（足掌心，第2跖骨间隙的中点凹陷处），包扎固定，一般2日即愈。

处方4

【配方】菊花、浮萍各9克，白矾、胆矾各3克。

【用法】将上药用开水冲泡15分钟，滤取药液，每晚临睡前用纱布浸湿，洗眼10分钟，每剂洗1次。

【说明】用于急性结膜炎、睑缘炎。

中医外治验方一本通

■ 处方5

【配方】秦皮、黄柏、花椒、薄荷、荆芥、防风各6克。

【用法】将上药加水煮沸，药液倒入小盆内，趁热熏蒸患眼。待温时用纱布蘸药液洗，每次熏洗20～30分钟，每剂可连用2次。

【说明】用于急性结膜炎。

■ 处方6

【配方】金银花、贯众各50克，乙醇适量。

【用法】将上药水煎浓缩过滤，以95％乙醇提取，调整pH为7.3，取药液100毫升，煮沸消毒，冷藏。取本品点眼，每小时1次。

【说明】用于流行性结膜炎。

生活保健

1. 不用公共毛巾和脸盆，病人的毛巾、手帕、脸盆要单独使用，用后煮沸消毒，以免再传染。不用手揉眼睛，以免发生交叉感染。

2. 忌食葱、韭菜、大蒜、辣椒、羊肉、狗肉等辛辣、热性刺激食物。酒酿、芥菜、橡皮鱼、带鱼、鳗鱼、虾、蟹等海腥发物，也不吃为宜。

3. 马兰头、枸杞叶、茭白、冬瓜、苦瓜、绿豆、菊花脑、荸荠、香蕉、西瓜等具清热利湿解毒功效，可作辅助性治疗食用。

4. 最好闭眼休息，以减少光对眼球的刺激。

5. 用眼药水点眼时，不宜先点患眼后点好眼，以免引起交叉感染。

6. 患者不宜游泳，以免加重病情。

睑缘炎

疾病 简介

睑缘炎是睑缘皮肤、睫毛囊及腺组织的亚急性或慢性炎症，俗称烂眼边。

中医称之为睑弦赤烂。本病多因环境卫生不良如受风尘、烟热刺激，或因细菌感染所致。其症睑弦红赤、溃烂、刺痒，往往顽固难愈。

验方 精选

处方1

【配方】鲜千里光适量。

【用法】将上药切碎，砂锅内煎汤洗眼。每日1剂，熏洗3次。3剂即愈。

【说明】适用于麦粒肿、角膜炎、眼睑糜烂以及使用不洁毛巾所致之红眼病。本方具清热解毒止痒之功效，随处可采，功效非凡。

处方2

【配方】野菊花、艾叶、苦参、蛇床子各20克。

【用法】上药加水煎煮，滤汁，分3次熏洗眼部。每日早、中、晚各1次。每日1剂。一般5日可愈。病程长者约20日可愈。

【说明】用于睑缘炎。

处方3

【配方】荆芥、生地黄、苦参、元参各15克，黄柏20克，红花5克，防风、秦皮各12克，竹叶、明矾各10克。

【用法】上药加水煎煮，滤汁，倒入盆中，先熏后洗眼部半小时。每日2次，1剂可煎3次，一般2～10日愈。

【说明】用于睑缘炎。

处方4

【配方】鸡蛋黄油5毫升，雄黄粉、冰片粉、熊胆各少许。

【用法】将上药搅匀即成。先滴一般抗生素类眼药水于结膜囊内以清洁局部，再用消毒的玻璃棒蘸本品少许，涂于患处，勿溅入结膜囊内，闭目片刻，每日1次，3～5日为1个疗程。

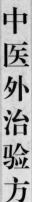

【说明】用于眦部睑缘炎。

近 视

疾病 简介

近视是临床常见的眼病，青少年尤多。多因青少年在光线不明处学习或工作；或阅读体位不正，或久读细小字体，或病后目力未复、用眼过度所致。患眼无异常发现，视远不清，移近则清楚，故又称"能近怯远症"。

验方 精选

处方1

【配方】草红花100克，三氯叔丁醇细粉5克，蒸馏水适量。

【用法】将草红花加蒸馏水800毫升，浸泡7日，合并2次浸出液，水浴减压浓缩至800毫升，浓缩液冷藏7日后，过滤、加蒸馏水至1升，灭菌，溶入三氯叔丁醇细粉，过滤，分装备用。滴眼，每次1~2滴，1日3次，15日为1个疗程，连用4个疗程。

【说明】用上药治疗青少年近视眼253例（506只眼），视力恢复正常

（1.0～1.5）38 只眼，视力增进 1 行或 1 行以上但未达到 1.0 者 371 只眼，无效 97 只眼。

■ 处方 2

【配方】细辛、樟脑各 1.5 克，冰片 1 克，冬绿油 1 克，辣椒浸膏 0.5 克，凡士林 14.6 克，羊毛脂 8 克，麝香 0.3 克，石蜡油适量。

【用法】前 3 味药共研细末，过 140 目筛，入冬绿油、辣椒浸膏、凡士林和羊毛脂，搅拌均匀，最后加入麝香，充分混合，用石蜡油适量调节稠度，密存备用。每次取小米粒大小的药膏放入耳穴上，外用胶布固定，取主穴为：肝、肾、脾、眼；配穴为：交感、枕、近视 3、近视 4、新眼点、后眼。每次贴主穴加配穴 1～2 个，5 日换贴 1 次，并检查视力，3 次为 1 个疗程。

【说明】芳香通窍，提高视力。主治中小学生近视。

> **生活保健**
>
> 1. 饮食上多吃含维生素较丰富的食物，如各种蔬菜及动物的肝脏、蛋黄等。胡萝卜含维生素 A，对眼睛有好处。
>
> 2. 阅读和写字要保持与书成 30 厘米以上的距离和正确的姿势，光线照明要适合眼睛；劳逸结合，并注意锻炼身体。
>
> 3. 学习和工作 1～2 小时后应远眺休息 10～15 分钟，使睫状肌松弛。

白内障

疾病 简介

白内障属祖国医学的"眼内障"、"圆翳内障"和"惊震内障"等病范畴，是晶状体或其囊膜失去正常的透明，发生部分或全部晶状体混浊而影响视力的一种较为常见的慢性眼病。一般分为先天性和后天性两种。先天性白内障多因肾精不足、肝肾亏虚；后天性则多因脾胃虚弱、失于运化，或年老体衰气弱，或肝肾亏虚，或心肾不交，以致精气不能上荣于目所致。初起视物不清，眼前或见黑点，或素有黑影随眼移动，或如隔轻烟薄雾，或有单眼复视现象，甚则仅能分辨手指或明暗。老年性白内障为后天性白内障中最常见的一种。

验方 精选

处方1

【配方】苦李根、鬼针草、虎杖、十大功劳、银花藤、青葙子（全草）各适量。

【用法】上药水煎30分钟，取滤液洗眼，每日3~4次，每次30分钟。

【说明】用于白内障。

处方2

【配方】红花、牛黄、丁香、诃子、栀子、川楝子各20克，麝香少许，人乳适量。

【用法】麝香、牛黄另研，其余粉碎成细末共用人乳调匀滴眼，每日数次。

【说明】清热，通经活血。对于视力减退、老年性白内障有特效。

生活保健

1. 加强用眼卫生，平时不用手揉眼，不用不洁手帕、毛巾擦眼，久坐工作时应间隔1~2小时活动10~15分钟。

2. 饮食宜含丰富的蛋白质、钙、微量元素，多食含维生素A的食物，平时多吃鱼类，能保持正常的视力，阻缓病情的发展。

耳　鸣

疾病 简介

　　耳鸣又名耳作蝉鸣，是指自觉耳内鸣响，如闻蝉声或如潮声，听力逐渐减退，最后有可能发展成耳聋。本病多因血气不足，宗脉空虚，风邪乘虚，随脉入耳，与气相搏而致耳鸣。其症有虚实之分，当分别之。现代医学认为耳鸣的引起有内耳疾病、听神经瘤、药物中毒、职业病等原因。耳鸣除实质性病因外，尚有因神经性引起的。

验方 精选

处方1

【配方】鲜黄花鱼的鱼魤石10块，冰片1克。

【用法】上药共研极细粉。取少许放在细竹管一端，对准耳孔轻轻吹入。每日1次，可迅速改善症状。

【说明】主治耳鸣、耳聋。

处方2

【配方】大麻子21个，皂角半个，地龙1条，全蝎1只，远志10克，磁石10克，黄蜡适量。

【用法】上药共研细末，用黄蜡熔化后拌匀，待温搓成条子，塞耳。每日1次，直至见效。

【说明】开窍益聪。用于耳鸣。

生活保健

1. 保持心情开朗，避免长期处于精神高度紧张和身体疲劳的状态。

2. 避免接触强烈的噪声。

3. 注意不要长时间、大音量使用随身听耳机。

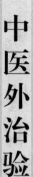

耳 聋

疾病 简介

耳聋又名耳闭、聋聩。多由先天或外感、内伤所致。暴聋者多属实证，其因由风寒、风热、肝火；久聋者多属虚证，其因由气虚、血虚。现代医学将耳聋分为传音性耳聋和感音性耳聋。由外耳道和中耳的疾病所引起的耳聋，多为传音性耳聋，而由于年老、外伤、中毒、感染及有些全身性疾病等引起的耳聋多为感音性耳聋。前者治疗容易，后者治疗颇难。

验方 精选

处方1

【配方】甘遂根1块，生甘草5克。

【用法】先将甘遂根削成圆椎形锭，锭后端比耳孔稍大一些，以温开水将锭调透，并用脱脂棉花裹好，同时将甘草用水适量煎浓汁，待温备用。先将甘遂锭塞入患耳孔，待半小时后患者以甘草汁含口中，先叩齿数次，再将汁吐出，如此频频含吐，连续数次，耳可复聪。

【说明】通窍复聪。主治暴聋。患者口含小铁片1块，患耳孔旁放灵磁石或磁铁1块，其耳复聪尤捷。

处方2

【配方】巴豆（去油）、石菖蒲、苍耳子、远志各等份，麝香、冰片各少许，葱适量。

【用法】上药共研极细末，装瓶备用，勿泄气。取药末少许，葱裹为丸，棉裹包之。塞入耳中，至耳内觉响音即取出。

【说明】芳香通窍复聪。主治耳聋。

处方3

【配方】大枣（去核）50枚，蓖麻子（去壳）100克。

【用法】共捣烂，分成2包，布包好蒸热后，捂在耳朵上，左右轮流热捂，每次半小时，每日2次，连用10～15日。

【说明】活血通窍，复聪助听。主治外伤后耳聋，检查无鼓膜损害，诊断为神经性耳聋者，对部分患者有效果，可一试。

生活保健

1. 生活、工作环境噪声不宜过大，如噪声强度超过80～90分贝，可采取塞耳塞、戴耳罩等措施，以避免噪声对听神经的损害，同时使用耳机收听时音量亦不可过大。

2. 忌食辛辣刺激、温热香燥的食物，忌烟酒。

中耳炎

疾病 简介

中耳炎是指中耳有化脓性或非化脓性炎症，并有急、慢之分。患中耳炎者多有上呼吸道感染史或中耳外伤性等诱因。其症有耳闷、耳阻塞感、耳搏动性跳痛，或耳内流脓，同时伴有耳鸣、听力减退等症状。本病中医称为"脓耳"、"聍耳"等。

验方 精选

处方1

【配方】野鸦椿花200克。

【用法】采摘野鸦椿花晒干，磨成粉末备用，对于中耳炎流出绿色脓液、臭味大、反复治疗难愈者，取粉末2～3克吹入耳内，每日3～4次，3～4日可停止流脓。

【说明】据现代医学研究，野鸦椿对绿脓杆菌有抑制作用，说明对流出绿色脓液用野鸦椿花粉末是有一定科学道理的。

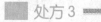 处方2

【配方】七叶一枝花根60克，蛇胆1个，乙醇适量。

【用法】上药在75%乙醇内浸泡，然后过滤，把药液滴入耳内，每日3次。

【说明】用本方治疗10例，均取得满意效果。患者不妨试一试。

■ 处方3

【配方】公丁香5克，黄连2克，蒸馏水适量。

【用法】上药用蒸馏水加至100毫升，浸泡1周，过滤备用，先用双氧水洗净中耳，擦干，然后滴入上药液2~3滴，每日3次。

【说明】经治100余例，有效率95%以上。

■ 处方4

【配方】栀子12克，黄连12克，苍术12克，金银花12克，雄黄15克，米醋500毫升。

【用法】上药共置瓶中，暑天晒半个月，取其澄清液。将药液滴入耳内3滴。每日2次，一般10日即愈。

【说明】雄黄为含硫化砷的矿石，有毒。操作时应掌握剂量，慎防入口，外用亦不可过度，终病即止。

■ 处方5

【配方】新鲜蒲公英适量。

【用法】洗净后用手揉烂，挤取其汁。先用消毒棉签将患耳内的脓汁擦净，再将蒲公英汁滴入患耳内，每次2~3滴，每日3次。连治2~3日。

【说明】用于化脓性中耳炎。

中医外治验方一本通

处方 6

【配方】青黛粉 60 克，冰片 12 克，薄荷脑 2.4 克。

【用法】将上药共研为细末，混合密闭保存备用。用时先用过氧化氢溶液洗净外耳道脓液，把纸卷成筒状将药粉吹入穿孔处。每日吹药 1 次。

【说明】用于治疗化脓性中耳炎 6 例，治愈 5 例，好转 1 例。

处方 7

【配方】生半夏末 1 份，乙醇适量。

【用法】将上药用乙醇浸泡 24 小时以后，取上层澄清液滴耳。用时先用过氧化氢溶液洗涤外耳道，然后滴入本药液数滴，每日滴药 1~2 次。

【说明】用上药治疗急性中耳炎患者，一般 1~2 日见效，1 周内治愈。

生活保健

1. 挖耳朵所使用的挖耳器须消毒干净。

2. 不要服热性补药，如人参、肉桂、附子、鹿茸、牛鞭、大补膏之类。

3. 小虫进入耳道，不要急躁硬捉，可滴入食油泡死小虫后捉取。

4. 急性期后持续有分泌物流出或有其他症状者，应到医院就诊。

5. 在病情未完全控制时，应绝对禁止游泳，即使在病情已痊愈时，也要尽量避免。

6. 此病易引起听觉障碍及其他并发症。因此，要特别注意（尤其是幼儿），事先的预防和患病后的及早治疗都很重要。

鼻衄

疾病 简介

若鼻中出血不止，名为鼻洪。引起鼻衄的原因很多，有肺热、胃热、肝火或伤酒，或外伤，或肺肾阴虚等。现代医学认为，外伤、鼻腔感染、局部血管损伤、鼻腔肿瘤、鼻中隔偏曲等多为单侧出血；如全身性疾病引起的流行性出血热、白血病、血小板减少性紫癜等多为两侧出血。其他诸如高血压、风湿热、尿毒症、肝硬化、药物中毒等均可出现鼻衄。本病往往反复发作，难以自止。临床凡遇到鼻衄，不论其原因如何，以迅速止血为首要。

验方 精选

处方1

【配方】吴茱萸12克，黄酒适量。

【用法】将上药用黄酒浸泡数小时，临睡前敷于足心，用纱布包扎。

【说明】用于鼻衄。

处方2

【配方】乌梅1个，头发1团。

【用法】将上药烧炭研末，吹入鼻孔。每日3～5次。

【说明】用于鼻衄。

处方3

【配方】生大蒜头50克，新鲜尖椒20克。

【用法】将蒜头、尖椒捣烂如泥，敷涌泉穴加艾灸10分钟，可立即止血。

【说明】用于鼻衄。刺激涌泉穴可使肾腺分泌增加，使血管收缩达到止血的目的。

处方4

【配方】决明子10克，陈醋适量。

【用法】决明子研粉。取少许用陈醋调成糊状，外敷膻中穴（两乳头连线之中点），胶布固定。每6小时更换1次，每日4次。一般能当日止血。

【说明】用于鼻衄。

■ 处方5

【配方】大蒜30克。

【用法】大蒜捣如泥，制成直径1寸的圆饼，敷于出血鼻对侧的足心，包扎固定。一般3~5分钟即止。

【说明】用于鼻衄。

生活保健

1. 鼻衄的患者应食用对证的食品，可使出血减少，有利于疾病的康复。如属火热出血，应选用寒凉性的食物，如藕、柿霜、黄花菜、豆腐、绿豆等食用。藕可做成藕汁饮用，亦可做汤饮用；柿霜每次5~6克，温开水冲服；黄花菜或豆腐可做汤饮用；绿豆可煮汤或煮粥食用。若属气虚出血，可食用龙眼肉、莲子。若属瘀血所致出血，可用山楂或山楂炭，水煎服。

2. 保持房间清洁，空气清新，适当开窗通风换气；温度宜保持在18℃~20℃；因空气过于干燥可诱发鼻衄，所以空气温度应≥60%

鼻　炎

疾病 简介

鼻炎是指鼻腔黏膜和黏膜下组织的炎症。鼻炎的表现多种多样，从病理学改变来说，有过敏性鼻炎、鼻窦炎、慢性单纯性鼻炎、慢性肥厚性鼻炎、干酪性鼻炎、萎缩性鼻炎等；从发病的急缓及病程的长短来说，可分为急性鼻炎和慢性鼻炎。此外，有些鼻炎患者虽发病缓慢，病程持续较长，但有特定的致病原因，因而有特定的名称，如变态反应性鼻炎（亦称过敏性鼻炎）、药物性鼻炎等。鼻炎的症状：鼻塞、鼻痒、流鼻涕、打喷嚏、头痛、嗅觉减退。重者还伴有鼻腔分泌物增多，可为单侧性或两侧性。鼻炎，类似中医文献中的"鼻鼽"范围。

中医外治验方一本通

验方 精选

【配方】苍耳子（文火焙成深棕色，去壳）、鹅不食草各 5 克，香油适量。

【用法】将上药制成散剂，加香油 10 毫升浸泡 1 周，取上清液。取本品滴鼻，每侧鼻孔 1～2 滴，每日 4～5 次，10 日为 1 个疗程。

【说明】用于鼻炎。

处方 2

【配方】苍耳子、白芷、辛夷、白术各 80 克，薄荷 30 克，尼泊金乙酯醇溶液 10 毫升，蒸馏水适量。

【用法】将上药共研为粗末，加蒸馏水适量浸泡 2 小时后，加热蒸馏 2 次，取液 950 毫升，加尼泊金乙酯醇溶液加温至 805 毫升，加蒸馏水调至 1000 毫升，取滤液，以 100℃的温度加热 30 分钟灭菌。取本品滴鼻，每日 4 次，7 日为 1 个疗程。

【说明】用于鼻炎、鼻窦炎。

处方 3

【配方】豆油（香油最佳）30 克，苍耳子（炒）20 粒。

【用法】将豆油煎沸，下苍耳子炸至黑色焦状为止，过滤去渣，投入 1 厘米×4 厘米纱条浸渍。取本品放于双侧下鼻甲上，每日或隔日 1 次。

【说明】用于慢性鼻炎。

处方 4

【配方】辛夷、白芷、防风、乌梅、五味子、甘草各 2 份，苍耳子、鹅不食草各 1 份。

【用法】将上药共研为极细末，过 7 号筛。用干棉球蘸药粉塞入鼻腔内，每日数次，1 周为 1 个疗程。并辨证服药，肺气虚寒用玉屏风散合苍耳子散加减；脾气虚弱用补中益气汤加减；肾元亏损用金匮肾气丸加减。

【说明】用于过敏性鼻炎。

处方5

【配方】辛夷花100克。

【用法】水煎1次，余300毫升，去渣，过滤，装瓶备用，每日3次，每次1～2滴。

【说明】适用于急性鼻炎。症见持续鼻塞，嗅觉迟钝，鼻音重浊，鼻内黏膜肿胀、硬实。辛夷花性温味辛，归肺、胃经。因它辛散温通，芳香走窜，上行头面，善通鼻窍，为治鼻渊、头痛要药。

处方6

【配方】苦参100克，明矾20克。

【用法】苦参煎取药汁50毫升，加入明矾溶化后瓶装备用。每日滴3次，每次3～5滴，以愈为度。

【说明】清热解毒，止痒通窍。主治急性鼻炎，鼻黏膜充血，分泌物黄色或带血丝，或伴发热，舌红，脉数等热象者，对干燥性或萎缩性鼻炎不宜。

处方7

【配方】皂荚粉适量。

【用法】取皂荚粉少许，吹入鼻中，同时用热毛巾热敷鼻部，早、晚各1次。

【说明】有人用上药外用治疗过敏性鼻炎1例，用药5分钟后，病人喷嚏频作，鼻腔分泌物增加，约1分钟后鼻塞症状即消失。用药20日即获治愈。每年入冬后，预防性治疗15日，后未见复发。

生活保健

1. 注意冷暖变化，避免感冒的发生。

2. 使用冷水洗脸。

3. 不抽烟、不喝酒，保持愉快的心情。

鼻窦炎

鼻窦炎是由多种细菌引起的鼻窦炎症，临床分为上颌窦炎、额窦炎、筛窦炎、蝶窦炎等。鼻窦炎分急性鼻窦炎和慢性鼻窦炎。急性鼻窦炎常为急性鼻炎的并发症，易并发于流行性感冒、麻疹、肺炎等，常见鼻塞、流脓浊涕、嗅觉减退、头痛、局部有压痛等。慢性鼻窦炎多因急性鼻窦炎未能根治而转为，症见长期鼻塞，流脓涕，嗅觉障碍，记忆力减退，可伴有慢性气管炎症状，但无急性炎症表现。本病相当于中医的鼻渊、脑漏等范畴。急性易治，慢性棘手。由于急性鼻窦炎和慢性鼻窦炎的症状类似，故本节将该两者的外治方药一并介绍，不再细分。

验方 **精选**

处方1

【配方】新鲜青苔适量（以能填塞一侧鼻腔为度）。

【用法】将药物洗净，然后用纱布包好备用。塞入鼻腔，12~24小时另换新鲜青苔。凡患单侧者，塞患侧。双侧者交替使用。

【说明】消炎排脓。主治鼻旁窦炎。

处方2

【配方】辛夷（取心去壳）、豆蔻仁各3克，川黄连6克。

【用法】上药共研极细末，装瓶备用。以棉裹药，塞纳鼻中。

【说明】化痰热，通鼻窍。主治副鼻窦炎、急性鼻黏膜炎、慢性肥厚性鼻炎、嗅觉迟钝或消失等症。

处方3

【配方】大蒜适量（独头蒜尤佳）。

【用法】上药去衣、切片备用。取蒜片，贴敷两足心涌泉穴，并包扎固定。或捣泥贴敷足心。

【说明】导引拔毒。主治鼻窦炎。

处方 4

【配方】苍耳子、辛夷花各 15 克，香白芷 10 克，薄荷叶 3 克，细辛 5 克，冰片 1 克。

【用法】上药共研极细末，装瓶备用，勿泄气。取少许，以消毒药棉薄裹之塞入患侧鼻孔中。每日 1～2 次，10 日为 1 个疗程。间隔 3～5 日再进行下 1 个疗程，直至痊愈。

【说明】疏风清热，通窍止痛。主治鼻渊。

处方 5

【配方】鱼脑石 6 克，细辛 3 克，白芷 3 克，白豆蔻 3 克，丁香 3 克，明雄 2 克，冰片 1 克。

【用法】上药分别研细，混合。用棉球蘸取药粉少许，塞入 1 只鼻孔。每日 3 次，左右交替，直至治愈。

【说明】明雄即雄黄中颜色鲜艳、半透明、有光泽者。雄黄为含硫化砷的矿石，有毒。操作时应掌握剂量，慎防入口，外用亦不可过度，终病即止。

生活保健

1. 鼻窦炎患者应积极锻炼身体，增强体质，预防感冒。注意劳逸结合，不要过度劳累而使身体抗病能力下降。积极治疗邻近组织器官病变。

2. 饮食宜清淡而富于营养，戒除烟酒，少食辛辣刺激之品，患病期间更应注意。

3. 注意清洁鼻腔，保持鼻道通畅；还要注意擤鼻的方法，鼻腔有分泌物而鼻塞重时忌用力擤鼻，以免邪毒逆入耳窍，导致耳窍疾病。

4. 积极防治牙病，可减少牙源性上颌窦炎的发病。

中医外治验方一本通

扁桃体炎

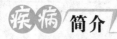

疾病 简介

扁桃体炎分为急性扁桃体炎和慢性扁桃体炎。

急性扁桃体炎是腭扁桃体的非特异性急性炎症，也可伴有一定程度的咽黏膜及其他淋巴组织的炎症。多因溶血性链球菌感染为主。临床分急性充血性扁桃体炎与急性化脓性扁桃体炎两类。急性扁桃体炎发作时，多有高热、面红、头痛、四肢酸痛、食欲不振，并以咽痛突出，吞咽时疼痛加剧，黏痰不易咳出。

慢性扁桃体炎是因机体抵抗力下降及变态反应引起的腭扁桃体的慢性非特异性炎症。一般多由急性扁桃体炎反复发作演变而来。常感咽部不适，发痒、咽痛、扁桃体异常肥大，影响呼吸，睡眠时有鼾声，吞咽障碍，颌下淋巴腺常增大。

验方 精选

■ 处方1

【配方】明矾 10 克，指甲炭 2 克。

【用法】上药共研细。取少许装入 1 条空心塑料管的一头，吹敷局部。每日 2 次，一般 2~3 日愈，慢者不超过 1 周。

【说明】指甲为人指甲，或猪、牛的硬蹄亦可代用。

■ 处方2

【配方】冰片 5 克，全蝎 10 克，菜油适量。

【用法】上药共捣碎，用菜油拌匀，做成药饼，贴敷廉泉穴（喉结上方与舌骨下方之间的凹陷处），纱布覆盖，胶布固定。每日 1 次，一般 3 日即愈。

【说明】本方治疗急性扁桃体炎 10 余例，效果甚好，

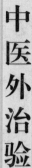

■ 处方 3

【配方】　生大黄 15 克，芒硝 15 克，冰片 5 克，紫皮大蒜 1 头。

【用法】　先将前 3 味共研细末，大蒜捣泥，共混合，调匀。取适量贴敷于患处相应的皮肤上，胶布固定。每日 1 次，一般 2～7 日即愈。

【说明】　本方亦可治疗乳腺炎、阑尾炎。

■ 处方 4

【配方】　白帆、儿茶、柿霜各 6 克，冰片 0.6 克，甘油适量。

【用法】　上药共研细末备用。取适量，以甘油调成稠糊状，贴敷患处外侧（下颌骨下方肿大处）。每日换药 1 次。

【说明】　消肿止痛。主治急、慢性扁桃体炎（乳蛾）。

生活保健

1. 饮食宜清淡，食性宜凉、宜寒，如面条、粳米粥、新鲜水果、瓜类及果汁、酸梅汤、冰汽水、冰牛奶、鲜藕汁、鲜芦根汁等。多饮水，保持二便通畅。饮食宜稀软，过硬之物易刺激喉部难以吞咽而引起疼痛。

2. 忌食辛辣刺激品及油腻肥厚的食物。忌烟酒。

咽喉炎

疾病 **简介**

咽喉炎包括咽炎、喉炎，因常同时出现，故可通称咽喉炎，有急性与慢性之分。慢性一般由急性治疗不彻底转化而来。急性咽炎是咽部黏膜、黏膜下组织的急性炎症，以咽痛、咽痒、咽干、咽部有异物感、痰黏、刺激性干咳为特征。急性喉炎是喉部黏膜特别是声带黏膜的急性炎症，以喉痛及声音嘶哑，甚至失声为特征。慢性咽炎是指咽部黏膜慢性充血，或增厚、萎缩，主要表现为咽部异物感，痒而作咳，无痰，声音或嘶哑或变调。慢性喉炎是喉部黏膜及声带弥漫性血肿，或增厚、萎缩，以长期声嘶、喉部干燥、有黏痰不易咳出为特征。

验方 精选

处方 1

【配方】 白芥子、冰片各 20 克，肉桂、木香、干姜、吴茱萸、白胡椒、延胡索、细辛各 10 克，二甲基业砜适量。

【用法】 上药共研细末，用 60% 二甲基亚砜调成糊状，分 3 份摊于特制硫酸纸上备用。取药膏贴敷于合谷穴、鱼际穴、天突穴上，以胶布固定。2 日换药 1 次，直至痊愈为止。

【说明】 清热，解毒，利咽。主治急性咽喉炎。治疗期间忌食辛辣刺激食物。

处方 2

【配方】 朱砂、冰片、轻粉各等份，独头蒜 1 个。

【用法】 将前 3 味药研细末，与独头蒜同捣烂如泥备用。贴敷合谷穴（虎口），以胶布固定，纱布缠紧，勿令移动，24 小时后取下。穴上必起黑紫色水疱，用消毒针刺破令水流出。外搽甲紫以防感染。

【说明】 拔毒，消肿，止痛。主治咽喉炎。

处方 3

【配方】 细辛、生附子、生吴茱萸各 15 克，大黄 6 克，米醋适量。

【用法】 上药共研细末，用米醋调为药糊备用。取药糊适量，敷于双足心涌泉穴上，用纱布包扎固定，每日换药 1 次。

【说明】 引热下行。主治慢性咽炎。

处方 4

【配方】 老蒜 1 瓣（独头蒜者佳）。

【用法】 上药捣烂如泥备用。取豌豆大，敷经渠穴上，5~6小时，起一小疱，用银针刺破流水。

【说明】 解毒散热。主治急性咽炎、咽喉炎。屡用效佳。挤去毒水即愈。

■ 处方5

【配方】 山豆根、醋适量。

【用法】 山豆根用醋磨汁，噙之。病重不能言者，频以鸡翎扫入喉间，引涎出。

【说明】 清热解毒，利喉消肿。治咽喉炎，证见喉中发痛、红肿疼痛。鸡翎即鸡羽毛。

生活保健

1. 增强体质，预防感冒。
2. 戒烟酒、不吃辛辣食物。
3. 保持口腔清洁。

口 疮

疾病 简介

口疮是一种口舌局部浅表溃疡的病症。多见于唇、舌、颊黏膜、齿龈、硬腭等部位出现浅黄色或灰白色之小溃疡面，常见散在，溃疡浅而中间凹陷，边沿整齐而有红晕，疼痛往往较剧，反复发作，影响进食和吞咽。现代医学称本病为口腔黏膜溃疡。因其反复发作，又称为复发性口腔黏膜溃疡。

验方 精选

■ 处方1

【配方】 花椒10克。

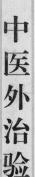

中医外治验方一本通

【用法】将上药加 100 毫升水煮沸 2 分钟后停火，待温度降到 40℃时，用药棉蘸水涂搽患处。每日 2~3 次，3~5 日治愈。

【说明】用于口角炎。

■ 处方 2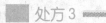

【配方】山茱萸 400 克，陈醋 200 毫升。

【用法】山茱萸研为粉末，用陈醋调成糊状，分别置于两块 3 厘米×3 厘米干净纱布中央，敷贴于双足心涌泉穴处。

【说明】用于口疮。

■ 处方 3

【配方】煅炉甘石 80 克，儿茶、青黛各 50 克，五倍子 25 克，冰片 20 克。

【用法】将上药前 4 味共研为极细末，过 7 号筛，再与冰片配研均匀。取本品撒于患处，停留 5 分钟，每日 4~5 次。

【说明】用于复发性口疮。

■ 处方 4

【配方】黄连、寒水石各 10 克，五倍子、白矾、党参各 15 克，青黛 20 克，甘草 6 克，朱砂（水飞）5 克，冰片 10 克。

【用法】将上药前 7 味共研为细末，过 7 号筛，再依次与朱砂、冰片配研均匀。每用少许涂患处，每日 1~2 次。

【说明】用于复发性口疮。

■ 处方 5

【配方】生蒲黄适量。

【用法】将生蒲黄研为极细末，装入瓶内备用。用时将消毒棉签用水浸湿后，黏上生蒲黄，涂抹在口腔内溃疡面上，每日涂抹 3 次。

【说明】生蒲黄外用治疗口腔溃疡患者 30 例，全部获得治愈。其中 1 日治愈者 15 例，2 日治愈者 13 例，3 日治愈者 2 例。

■ **处方 6**

【配方】灯芯草适量。

【用法】将灯芯草干品放入生铁小平锅内，放在火上烧，直至锅内药物焦黄或者黑末燃着为止，然后取出研末，涂抹于患处即可。

【说明】用于口疮。有人用灯芯草外用治疗口疮患者 62 例。其中用药 1 次治愈者 58 例，用药 2 次治愈者 4 例。治程中未见不良反应。

■ **处方 7**

【配方】五倍子 3 枚，红糖、白糖各等份。

【用法】各切一小口，分别纳入红糖、白糖各半，封口后用面粉包裹，煨至面团呈焦黄色为度，阴干，除去面块，将五倍子研极细末。取适量涂搽患处。搽后当即流涎，5 ~ 10 分钟后擦干口腔。每日 3 次，一般 1 ~ 2 日愈。

【说明】本方尤宜于霉菌性口腔炎。

■ **处方 8**

【配方】生大蒜 1 个，吴茱萸 30 克，醋适量。

【用法】先将吴茱萸研细粉，再把大蒜捣成泥，醋调做成铜钱大的小圆饼，贴敷在两足涌泉穴上，外用纱布敷料包扎。

【说明】本方经治疗口腔炎 30 多人，用后第 2 天病情大转，能进食且痛减，连用 3 天痊愈。

> **生活保健**
>
> 1. 保持口腔卫生。
> 2. 生活起居有规律，保证充足睡眠。
> 3. 保持大便通畅。

口 臭

疾病 简介

　　口臭是指因胃肠积热、口腔疾病、慢性疾病而致呼气时口内发出难闻的气味。龋齿（蛀）、牙龈瘘管或牙龈发炎、牙周炎、鼻窦化脓、扁桃体脓肿、消化道疾病、糖尿病、消化不良等都可引起口臭。

验方 精选

处方1

【配方】可可粉10克，蜂蜜适量。

【用法】取10克可可粉，用适量蜂蜜调成糊状。每日3~4次，每次5克放入口中慢慢含咽，连用3~4日。

【说明】用于口臭。可可粉为梧桐科植物可可树的种子研成的粉。

处方2

【配方】白蔻15克。

【用法】上药研末煮30分钟，澄清药液装入瓶内备用。每日2~3次漱口即可。

【说明】用于口臭。

处方3

【配方】大黄炭100克，冰片10克。

【用法】将上药共研为细末，装瓶密闭备用。用时，取此粉适量刷牙漱口，每日早、晚各1次。

【说明】用于口臭。

中医外治验方一本通

■ 处方 4 ━━━━━━━━━━

【配方】臭灵丹 50 克，薄荷脑 5 克，米酒适量。

【用法】将臭灵丹用米酒浸过药面，浸泡 1 周，过滤，装瓶备用，每次取 10 毫升，加凉开水 25 毫升，含漱。2 次用完。

【说明】应用本方治疗口臭。临床反复验证，疗效满意。

生活保健 ━━━━━━━

1. 睡前刷牙，饭后漱口，养成良好的口腔卫生习惯。
2. 饮食宜清淡。少饮酒，戒烟。
3. 防治便秘，保持大便通畅。

牙 痛

疾病 简介

　　牙痛，是指因某种原因引起牙部周围及相关性疼痛，是口腔科最常见的病症之一。牙痛可见于牙齿本身的疾病如龋齿、牙髓炎；或牙周组织的疾病如牙周炎、根尖周炎、智齿冠周炎，以及邻近组织的疾患如三叉神经痛、上颌窦炎、颌骨肿瘤等。牙痛的程度可十分剧烈，往往严重影响身体健康。中医认为牙痛的发生与风火、胃火、肾虚及龋齿有关。

验方 精选

■ 处方 1 ━━━━━━━━━━

【配方】紫金龙 20 克，川黄连 5 克，米酒 100 毫升。

【用法】将上药研粗末，放容器内，加米酒浸泡 1 周，过滤，装瓶备用。每日搽患处 3 处，小儿酌减。

【说明】应用本方治疗牙痛，临床反复验证，疗效满意。注意勿使药液入目。

■ 处方2

【配方】蜂房20克，乙醇适量。

【用法】先把蜂房放在75%乙醇内浸泡15分钟，再把蜂房烧成灰，然后用少许蜂房灰慢慢地放入牙洞内，塞满牙洞为宜。1分钟后即可止痛。

【说明】用于牙痛。此方无副作用，安全可靠，效果显著，且药源广，适合广大农村及边远山区采用。

■ 处方3

【配方】白芍、高良姜、铜绿各9克，炮姜7.5克，飞明雄1.5克，冰片0.3克。

【用法】先将前3味研细，去杂渣，加入后2味药，共研细，然后再与冰片研至无声。取少量鼻吸，左牙痛用右鼻吸，右牙痛用左鼻吸，其痛立止。

【说明】飞明雄为明雄用水飞炮制，明雄系雄黄颜色鲜艳、半透明、有光泽者之习称。雄黄为含硫化砷的矿石，有毒。操作时应掌握剂量，慎防入口。

■ 处方4

【配方】生姜10克，桃树根皮（去粗皮）适量。

【用法】先以桃树根皮煎水含漱，再用上2药共捣烂，放于痛牙上咬之，使涎水流出。

【说明】共治牙痛患者100例，均获良效。

生活保健

1. 注意口腔卫生。早晚刷牙，饭后漱口。

2. 少吃或不吃辛辣食物或甜食等刺激性食物。

牙周炎

疾病 简介

　　牙周炎是发生在牙齿支持组织的慢性疾病,类似于中医的"牙宣"、"牙疳",是一种常见的、多发的口腔疾病,以中、老年人较为多见。临床可见牙龈红肿或萎缩、出血、出脓、口臭、牙痛、牙齿松动、咀嚼无力等。

验方 精选

处方 1

【配方】生川乌、生草乌、生大黄、细辛、冰片各20克,樟脑30克,蟾酥5克,乙醇1000毫升。

【用法】将上药浸泡在95%乙醇中,10日后过滤去渣。取棉球蘸本品后塞于患处。

【说明】用于牙痛、龋齿、牙周炎、冠周炎等症。

处方 2

【配方】明矾末40克,五倍子末60克,蒸馏水300克,无水乙醇100毫升。

【用法】将上药浸泡无水乙醇15日后取上清液。用生理盐水冲洗盲袋,拭干患处,再用蘸有本品的棉签置入盲袋,再置入2%碘甘油棉签,均每日1次。

【说明】用于急性智齿冠周炎。

处方 3

【配方】大黄、细辛、黄芩、薄荷各15克,苦参、冰片各20克,百部、花椒各10克。

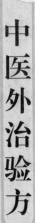

【用法】将上药加水煎成300毫升，取滤液。反复冲洗冠周盲袋后，再分别放置本品、碘甘油棉球，20分钟后取出。每日1次，5日为1个疗程。

【说明】用于智齿冠周炎。

生活保健

1. 饭后用淡盐水漱口，减少病菌在口腔中存活的机会。
2. 使用正确的刷牙方法。
3. 少吃辛辣食物。

第五章

骨伤科

软组织损伤

疾病 简介

软组织损伤，是指各种急性外伤或慢性劳损以及疾病病理等原因造成人体的皮肤、皮下浅深筋膜、肌肉、韧带、椎间盘、关节囊、周围神经血管等组织的病理损害。临床表现为疼痛、肿胀、畸形、功能障碍。

验方 精选

■ 处方1

【配方】豌豆七10克，七味一枝花10克，小黑牛5克，黑防己10克，大象皮适量，海桐皮5克。

【用法】将上6味药共研细后包患处。7天换药1次。

【说明】要注意防止入口。

■ 处方2

【配方】雪上一枝蒿、绿葡萄、三叉叶（野桂花）、商陆叶、何首乌叶、接骨丹、酒各适量。

中医外治验方一本通

【用法】将上药共捣细炒热撒少许酒外敷，每日1换，连用3次。

【说明】经170例扭挫、跌打损伤的临床验证，疗效显著。

处方3

【配方】红酸杆、红糖各适量。

【用法】红酸杆鲜品加红糖捣敷患处，1日1次。

【说明】红酸杆为蓼科蓼属。性能酸微苦，凉。清热解毒、消肿利尿。

处方4

【配方】生栀子、鲜松针各100克，芋头300克，米醋适量。

【用法】先将芋头放入火堆中烧熟透，取出，剥皮待用。将生栀子、松针2味捣烂，加以适量芋头再捣烂，再滴入几滴米醋调匀，敷在跌打损伤处，3日换1贴。

【说明】用于软组织损伤。

处方5

【配方】栀子15克，红花5克，冰片3克，鸡蛋清适量。

【用法】以上3药共捣细粉，用鸡蛋清调敷患部。

【说明】适用于各种扭伤跌打损伤局部肿痛者。

处方6

【配方】羌活、独活、防风、荆芥、透骨草、葛根、花椒各30克，陈醋1000毫升。

【用法】上药研细为末。加陈醋拌匀，加热以蒸气熏蒸患处，或用药包敷患处，1日1次。

【说明】对无破损的软组织挫伤局部红肿热痛者，有较好的消肿作用。

处方7

【配方】生草乌、生川乌、生南星、重楼、叶下花、木瓜各20克，栀子、大黄、路路通、白龙须、花椒根各30克，白酒、米醋各1000毫升。

【用法】上药用酒、醋浸泡10日，每日外搽或热敷2次。

【说明】不可口服。

生活保健

1. 忌烟酒，应少吃甜食、油腻与辛辣刺激性食品。

2. 要多饮水，常饮些绿豆汤、银花茶，以取其清热解毒、清心消暑之功。

3. 养成良好的卫生习惯，做到勤洗澡，勤洗手，勤换衣。

4. 保持皮肤干燥清爽、汗腺通畅，是防止机体发生化脓性感染的有效措施。

足跟痛

疾病 简介

足跟痛是中老年人常见的一个症状，主要是由足跟骨的慢性炎症所引起，包括足跟脂肪纤维垫炎、跟腱周围炎、跟骨骨质增生、足跟滑囊炎、跖腱膜炎。多因肝肾亏虚、阴血不足或风寒湿热之邪侵袭，使经脉之气痹阻所致。长时间步行以及站立过久也会使足跟部组织劳损而致痛。足跟痛，起病缓慢，多为一侧。晨起站立时，顿感足跟凝重、胀痛，活动片刻后疼痛渐减，但行走过久，疼痛骤增，不红不肿、遇冷痛增，在跟骨结节处有压痛。

验方 精选

■ 处方1

【配方】川芎、赤芍、归尾、红花、丹参、苏木、生山栀、生大黄、乳香、没药各10克，透骨草30克。

【用法】上药共研为粗粉。取本品 60 克，加沸水 1500 毫升，先熏后洗患足 20 分钟，每日 2 次，10 日为 1 个疗程。

【说明】用于足跟痛。

■ 处方 2

【配方】海桐皮、桑白皮、大腹皮、陈皮各 6 克，五加皮、透骨草、威灵仙、制乳香、制没药各 10 克，红花、白芷、川椒各 5 克。

【用法】将上药每日 1 剂水煎取汁 1000 毫升。取本品先熏患足后，用小锤或小木棒轻轻锤击痛点，待药温时再泡洗患处，每次 30 分钟，每日 2 次。

【说明】用于跟痛症。

■ 处方 3

【配方】羌活、川芎、杜仲各 15 克，独活、防风、防己各 10 克，细辛 6 克，明矾 80～100 克，米泔水 2000 毫升。

【用法】每日 1 剂，水煎 3 次，煎取 600 毫升。药渣加明矾、米泔水共煎 15 分钟，去渣取汁。煎液分 3 次服；渣液趁热熏洗和揉擦患处，至药液冷却，保留药液，第 2 次煮沸再用，每日 2 次，7 日为 1 个疗程。有外伤史者加桃仁、红花、苏木；跟骨骨刺者加骨碎补、鸡血藤、威灵仙。

【说明】用于足跟痛症。

■ 处方 4

【配方】川芎 15 克，生草乌 5 克，乙醇适量。

【用法】将上药共研为极细末，装入布袋内（布袋宜与足跟大小相同），药袋厚 0.3～0.5 厘米。再将药袋垫在患足鞋跟疼痛明显处（即阿是穴），药袋上洒 75% 乙醇适量，以保持药物湿润。5～7 日药粉更换 1 次。疼痛消失后，宜再治疗 1 周，以巩固疗效，防止复发。

【说明】应用上药外敷跟骨阿是穴治疗足跟骨刺患者 150 例，治愈（疼痛消失，1 年内无复发）135 例，有效（疼痛基本消失，但步行劳累稍有疼痛）12 例，无效（治疗前后未见明显变化）2 例，总有效率为 98.7%。

中医外治验方 一本通

处方 5

【配方】威灵仙 20 克，陈醋适量。

【用法】威灵仙捣碎，用陈醋调成膏状备用。先将患足浸泡热水中 5～10 分钟，擦干后将膏药敷于足跟，外用纱布绷带包扎。晚间休息时可将患足放在热水袋上热敷。每日换药 1 次。

【说明】祛风除湿，通络止痛。治足跟痛。

生活保健

1. 足跟痛患者应该尽量避免穿着软的薄底布鞋。

2. 经常做脚底蹬踏动作，增强跖腱膜的张力，加强其抗劳损的能力，减轻局部炎症。

3. 温水泡脚，有条件时辅以理疗，可以减轻疼痛。

肩周炎

疾病 简介

肩关节周围炎又称肩周炎，俗称肩凝症、五十肩等，是指肩关节周围的肌肉、肌腱、滑囊及关节囊等软组织病变而引起以肩部疼痛及功能受限为特点的疾病。多发于 50 岁左右的成人，常因局部受风寒、劳损、外伤及肩部软组织退行性变所引起。

验方 精选

处方 1

【配方】川乌、草乌各 10 克，防风、白芷、葛根、木瓜、川芎、红花、羌活、川椒、川续断、乳香、没药、伸筋草、透骨草、骨碎补、芙蓉叶、金果榄、片姜黄各 15 克。

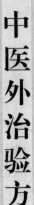

【用法】将上药共研为粗末，装于棉布袋内煎煮30分钟。取本品热熨患处，上加热水袋，每次60分钟，每日1~2次。9日为1个疗程。

【说明】用于肩周炎。

■ 处方2 ─────────────────────

【配方】吴茱萸、薏苡仁、莱菔子、菟丝子、紫苏子、生食盐各30克。

【用法】先将生食盐投入锅内炒黄，再加入其余各药拌炒至微变色，然后倒在一块纱布上包好。取本品热熨患肩，边熨边活动肩关节直至药温已低为止，3小时后重炒上药再如法治疗1次，每日3次，连续治疗2日，第3日将上药水煎熏洗患肩。

【说明】用于肩关节周围炎。

■ 处方3 ─────────────────────

【配方】三钱三15克，红花5克，当归、马钱子、乌枣各10克，生半夏7克，苏木、生川乌、生草乌、生南星、搜山虎、乳香、没药各6克，米酒1500毫升。

【用法】将上药浸入60°米酒内，外搽患处。

【说明】本方适用于受风寒湿邪侵袭者，一般用药后有温热舒适感。严禁口服。孕妇慎用。

■ 处方4 ─────────────────────

【配方】青菜汁、酸浆草汁、绿矾、白矾各适量。

【用法】将绿矾、白矾研细和青菜汁、酸浆草汁共调均匀，用药液涂搽患处。1日3次，每次适量。

【说明】用于肩周炎。

■ 处方5 ─────────────────────

【配方】大伸筋草100克，姜黄、川乌、川芎各30克，乳香、没药、土当归、透骨草各15克，凡士林适量。

【用法】将诸药混合，共研细末，过 80 目筛，加开水、凡士林适量调敷患处。

【说明】用于肩周炎。

生活保健

1. 患者应注意肩部保暖防寒，防止受凉受潮。

2. 患者除一般治疗外，必须坚持肩关节练习。患者做内旋、外展、外旋、环转上臂、后背手等功能锻炼，锻炼必须要缓慢持久地进行，不可操之过急。要坚持早晚反复锻炼，才能有助于功能恢复。

3. 肩关节周围炎在急性或亚急性期应去医院，请医生指导治疗。

骨　折

疾病　简介

骨头的全部或部分断裂，叫做骨折。骨折可分为病理性骨折和外伤性骨折。病理性骨折指骨头本身有毛病，如肿瘤、囊肿、结核和骨髓炎等引起的骨折；外伤性骨折是指在暴力作用下造成的骨折。外治对骨折有一定疗效。

验方　精选

■ 处方1

【配方】五味子根 50 克，木芙蓉叶 30 克，血满草叶 30 克，打不死叶 20 克，糯米草叶 20 克，红糖 60 克，米醋适量。

【用法】将以上药加工为细末，加适量米醋和红糖调匀后，敷于患处，纱布包扎，1 日换药 1 次。

【说明】上药以鲜品为佳。个别人用后有皮肤过敏现象，可暂时停药或在皮肤上涂少许猪油或凡士林。本品主要适用于骨折早、中期。

中医外治验方一本通

处方 2

【配方】酢浆草 30 克，鳝鱼 2 条，蚯蚓 4 条，紫米 50 克。

【用法】将上药捣烂，炒烫，敷贴骨折处，包扎固定。隔日换药 1 次，7 日为 1 个疗程，连用 3 周。

【说明】适用于跌打损伤。可促进骨痂形成和骨质再生，局部消肿作用也很显著。

处方 3

【配方】蒲柴根皮（美丽胡枝子）100 克，棕树根 50 克，土参（福建参）30 克，珍珠龙伞（朱砂根）20 克，糯米饭适量。

【用法】上药共捣烂，加入糯米饭搅匀，复位固定后，将此药敷于骨折处。四肢骨折，药量应加大，将患肢四周用药包敷，纱布扎紧。

【说明】本方适用于闭合性骨折。

处方 4

【配方】白紫草 100 克，玉带草、血满草、尖刀草根、飞天蜈蚣草各 20 克，红糖适量。

【用法】上药均取鲜品混合，加适量红糖捣烂。复位后包敷骨折处，包扎固定。或将上述药物干品研细为末，用水调匀，包敷骨折处。

【说明】用于闭合性骨折。用后骨痂生成快，愈合早。药粉干后结成硬块，可起固定作用。

处方 5

【配方】螃蟹 1 只，隔夜找娘 50 克，水蛭 2 只。

【用法】以上 3 味药共捣成泥状，调匀外敷，3 日 1 次。

【说明】用于闭合性骨折。

处方 6

【配方】姜黄、川续断、白芨、白芷、黄柏各 50 克，陈皮、三七、骨碎补、七叶莲、厚朴各20克，香油适量。

【用法】上药研细末或捣烂，香油调匀，复位后敷于患处，外加夹板绷带缠绕固定。隔日换药1次，直至骨折愈合为止。

【说明】消肿止痛，促进骨折愈合，同时尚有抗菌、消炎、生肌的作用。

■ 处方7

【配方】生柏叶、生荷叶、生皂角、骨碎补各等份，生姜汁适量。

【用法】共研细末备用。以生姜汁敷于骨折处，用木板固定。如痒者加没药。

【说明】适用于骨折。

生活保健

1. 骨折患者通常会出现食欲下降、不想吃东西的现象，体质弱或心理承受力差的人更容易发生，受伤或手术后短时期内尤为明显。在心理护理的基础上，要在饮食上下功夫。做到营养丰富，适当多吃些西红柿、苋菜、青菜、萝卜等维生素C含量丰富的蔬菜，以促进伤口愈合。

2. 烹饪方法上要注意，一些蔬菜如菠菜、空心菜等，含有较多草酸，会影响钙的吸收，故食用前可将这些蔬菜在沸水中焯一下。

骨质增生

 简介

骨质增生，又称骨刺，古称骨赘，是一种慢性骨质生长异常的退行性疾病。中老年人发病居多。好发于脊柱、髋关节、膝关节、跟骨结节。多因风、寒、湿三气杂至，侵入肌肉、经络、关节，客于经脉、邪气壅阻、气滞血瘀、关节磨损所致。或情志不畅、房劳过度、伤及肝肾；或外伤金刃、跌仆、闪挫，直接损伤筋骨；或过度负重用力均可引起骨质增生。脊柱（颈、胸、腰、

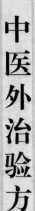

骶椎）、膝关节、足跟疼痛，或关节隐痛、触则痛甚，仰俯屈伸，转侧失灵，或伴见头晕、麻木。

验方 精选

处方 1

【配方】 制川乌、制草乌各 250 克，制乳香、制没药各 100 克，全蝎、蜈蚣、水蛭各 60 克，土鳖虫 120 克，威灵仙 180 克，细辛 50 克，姜汁适量。

【用法】 上药共研细末。取适量用姜汁调成稠糊状，上锅蒸 15 分钟，待温后贴敷局部，纱布覆盖，胶布固定。然后用红外线照射 20 分钟。每日 1 次。一般 10 日疼痛消失。

【说明】 土鳖虫即地鳖虫。本方亦可治疗软组织损伤。

处方 2

【配方】 花椒 250 克，生山楂、五味子各 25 克，赤芍、红花各 15 克，生川乌、生草乌、甘遂、芫花各 10 克，透骨草 20 克，苍术 15 克，陈醋 500 毫升。

【用法】 上药用纱布包裹，加水 1500 毫升，浸泡 20 分钟后，煎煮 25 分钟，滤汁，倒入盆中，然后加入陈醋，待温时用毛巾蘸取药液，不断洗搓患处 45 分钟。每日 2 次。1 剂药用 2 日。一般数次即愈。

【说明】 用于骨质增生、椎间盘突出、腰腿疼等。

处方 3

【配方】 乌梢蛇、细辛各 10 克，白花蛇 1 条，皂角刺、豨莶草、透骨草、穿山甲、生乳香、生没药、杜仲、威灵仙、淫羊藿各 15 克，五灵脂 20 克，生川乌、生草薢各 9 克，米醋适量。

【用法】 上药共研细末，取适量以陈米醋调成泥膏状备用。贴敷患处及相应穴位上，隔日 1 次，10 次为 1 个疗程，醋适量。

【说明】 祛风除湿，活血化瘀，软坚散结。主治骨质增生症。

处方 4

【配方】姜黄、大黄、白蒺藜、栀子各12克，炮穿山甲（代）10克，冰片5克，醋适量。

【用法】上药共研细末，装瓶备用。每用30克以醋调成膏状。夜间外敷于痛处，覆以塑料薄膜包扎固定，药干后再加醋。白天取下，20日为1个疗程。

【说明】活血散结，通络止痛。主治跟骨骨刺。

处方 5

【配方】威灵仙60克，五灵脂30克，伸筋草、透骨草、生乳香、生没药、皂角刺、乌梢蛇、淫羊藿、杜仲各20克，白芥子15克，细辛12克，生川乌、生草乌各10克，陈醋或白酒适量。

【用法】将上药共研为细末，过6号筛，用陈醋或白酒调成糊状。取本品核桃大小置小方棉垫上，敷贴于患处及相应穴位上，胶布固定，隔日1次，10次为1个疗程。

【说明】用于骨质增生症。

生活保健

1. 均衡饮食。多摄取富含抗氧化剂的食物，如芒果、木瓜、香蕉、草莓、番茄等含有丰富维他命的食物。

2. 节制饮食，尤其是老年人，要控制饮食，保持相当的体重。

3. 避免在潮湿处睡卧，不要汗出当风，不宜在出汗后，即洗凉水浴和洗脚。

颈椎病

疾病 简介

颈椎病是一种常见的中老年人慢性疾病。多由于年龄增大，颈椎骨质增生（肥大性改变）或韧带变性、肥厚，间盘退变，刺激、压迫颈神经根或椎动脉、脊髓及交感神经，附加轻微外伤或受风着凉等诱因而发生。多为颈项及肩背疼痛、麻木、活动受限等症状。中医称为痹症、颈筋急等。

验方 精选

处方1

【配方】葛根40克，丹参、威灵仙、防风、荆芥、桑枝、桂枝、五加皮、当归各30克。

【用法】上药加水煎煮，滤汁，倒入盆中，用毛巾蘸取药液，趁热洗敷颈肩部30分钟，洗后擦干。第2日仍用原汁加热后外洗。每日2次。1剂可洗3日，直至症状减轻。

【说明】本方治疗颈椎病，可消除肌肉痉挛，效果显著。

处方2

【配方】老茶枯50克，葱头、猪牙皂各15克，40°白酒250毫升。

【用法】将上药共捣烂后加酒炒热，以布包扎患处12小时，每日1剂。

【说明】本方亦适用于关节肿痛者。

处方3

【配方】桐皮（海桐皮）、杜仲各30克，大接骨丹25克，蜂蜜、酒各适量。

【用法】将上药研细，加蛋清1个，蜂蜜适量，酒几滴，调泥状敷贴患处，每日1剂。

【说明】用于颈椎病。

处方4

【配方】当归、红花、防风、威灵仙、片姜黄、羌活、透骨草、川乌各20克，冰片10克，米醋适量。

【用法】先将前8味药共研细末，冰片单包备用。取药末20克，冰片2

克，和匀，用米醋调为稀糊状，摊在 2 块 8 厘米 ×8 厘米的布上，分别贴在两足部颈椎反应区或压痛点、小结节、反应点，用胶布固定。每日换药 1 次，10 日为 1 个疗程。

【说明】用药前用热水（以能耐受水温为宜）浸泡足部 10 分钟，在反应区按摩数分钟后再贴药，效果更佳。

■ 处方 5

【配方】当归、川芎、五加皮、桂枝、鸡血藤、三七各 30 克，地龙、全蝎、土鳖虫、红花、生川乌、生草乌各 20 克，蜈蚣 10 条，乙醇 2000 毫升。

【用法】上药共研细末，加入 75% 乙醇中，密封浸泡 4 周即成。取消毒纱布制成 5 厘米 ×5 厘米大小布块，浸透药液后，敷于项部正中，外敷塑料薄膜，面积略大于纱布块，再用温度适宜的热水袋热熨患处。每日 2 次，每次 20 分钟，7 日为 1 个疗程。

【说明】活血通络，消肿止痛。主治颈椎病。

生活保健

1. 睡觉枕头不要太高太宽，保持头部轻度后仰位。

2. 注意保暖，避免颈肩部受寒。

3. 避免长时间伏案工作，减少颈部疲劳。伏案工作 1 小时，须起身活动一下颈椎。

4. 注意饮食营养和锻炼，以增强体质，延缓身体的退变。

落 枕

疾病 简介

落枕又名颈肌劳损，该病无论男女老幼皆可发生，是临床常见病。多因体质虚弱、劳累过度、睡眠时头颈位置不当；或枕头高低不适或太硬，颈部

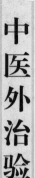

肌肉长时间过度伸展或紧张状态而引起颈部肌肉静力性损伤或痉挛；或因起居不当、严冬过寒、夏日受凉、风寒湿侵袭；或使颈部突然扭转；或肩扛重物致使颈部扭伤所致。颈项部疼痛、强直、酸胀、转动失灵，强转侧则痛。轻者可自行痊愈，重者可延至数周。

落枕多发生在清晨，以颈部肌肉痉挛、僵硬、疼痛为主要特征。颈部活动受阻，头向患侧倾斜，下颌转向健侧，患处有肌紧张和压痛。轻者1～2日可自愈，重者颈项、上背疼痛严重，并向肩背和后脑发散，迁延数周不愈。

验方 精选

■ 处方1

【配方】鲜五月艾300克，醋适量。

【用法】将五月艾捣碎，放入锅中，加醋炒热，用纱布包紧呈球状，用此药球按摩痛处20～30分钟。1天2次，连用3天。如配合拔罐，效果更佳。

【说明】艾叶药趁热按摩有温通经络解痉作用，效果肯定。

■ 处方2

【配方】鲜蓖麻叶适量。

【用法】取鲜蓖麻叶适量，捣料如泥膏状，贴敷于患部压痛明显处（即阿是穴），上盖塑料布（或油纸），胶布固定。每日贴敷1次，用至症状消失为止。

【说明】有人用鲜蓖麻叶糊剂治疗落枕患者，一般敷药1～3次即可治愈。

■ 处方3

【配方】当归40克，苏木15克，桂枝、红花、威灵仙、八角枫各20克，米酒适量。

【用法】将上药研粗末，放容器内，加米酒浸过药面，浸泡1～2周。过滤，装瓶备用。每次用10～25毫升，摩搽患处，以局部烘热为度。1日3～5次。

【说明】注意勿使药液入目中。

生活保健

1. 选择有益于健康的枕头是预防落枕的关键。

2. 避免不良的睡姿,如俯卧把头颈弯向一侧;在极度疲劳时还没有卧正位置、头颈部位置不正、过度屈曲或伸展等。

腰椎间盘突出症

疾病 简介

本病是指腰椎间盘发生退行性病变以后,因某种原因(损伤、过劳等)致纤维环部分或全部破裂,连同髓核一并向外膨出,压迫神经根或脊髓引起腰痛和一系列神经症状的病症。疼痛、特别是根性疼痛为腰椎间盘突出症的主要症状,应用常规骨科止痛药往往无效,而对于疼痛剧烈或较重的早期病例,手法治疗多难以耐受,有些甚至引起症状加重;另一方面,应用麻醉或激素类药物虽然大部分效果明显,但对其副作用有较多禁忌。

验方 精选

■ 处方1

【配方】威灵仙、熟地黄、乌梢蛇、独活、羌活、牛膝、穿山甲、当归、红花、延胡索、全蝎各10克,冰片3克,麝香1克。

【用法】将上药按传统油性黑膏药的制法制备而成,贮瓶备用。用时以本膏药贴敷于椎体突出部位,每7日更换1次,10贴为1个疗程。

【说明】温经通络散寒,活血化瘀散结。主治腰椎间盘突出症。治疗期间不需卧床休息,还可适量做一些力所能及的体力劳动。

■ 处方2

【配方】桃仁、干姜、防风、杜仲、赤芍、红花、乳香、没药、桑寄生、威灵仙、伸筋草、透骨草、鸡血藤各50克，陈醋1000毫升。

【用法】将上药加水10000毫升，煎至4000毫升。取本品加陈醋，行电渗，每日1~2次，10日为1个疗程。

【说明】用于腰椎间盘突出症。

处方3

【配方】当归、川芎、三七、制乳香、制没药、骨碎补各30克，马钱子、红花各15克，桃仁、细辛、苏木、白芥子、伸筋草各18克，生川乌、生草乌、生大黄、赤芍、白芍、木瓜、羌活、独活各20克。

【用法】将上药水煎取液3000毫升，静置48小时，过滤冷藏浸湿药垫。取本品置于患处，接均效应电极板或小电热毯，局部温度约40℃，每次90分钟，每日1次，14日为1个疗程，每疗程间隔7~10日。

【说明】用于腰椎间盘突出症。

生活保健

1. 腰椎间盘突出症患者，要注意卧硬板床休息，避免卧软床，以减少椎间盘承受的压力，缓解突出物对脊髓、神经根的刺激和压迫，以利局部炎症的吸收，并注意保暖，避免着凉和贪食生冷，加强腰背部的保护，佩戴护腰，并在医生指导下进行功能锻炼。

2. 病情较轻者经适当休息或按摩即可恢复。重症者，应去医院请医生手术治疗。

中医外治验方一本通

男性疾病科

第六章

阳 痿

疾病 简介

　　阳痿是男性未到性功能衰退时期，出现生殖器痿废不用，阴茎不能勃起，或勃起不坚，不能完成正常房事的一种病症。多因房劳过度、命门火衰所致，亦有因情志不遂、肝胆湿热、肾气亏虚等致宗筋弛纵引起。现代医学认为本病分器质性和心理性两大类。器质性阳痿患者，需手术治疗；而多数患者属心理性阳痿，为中枢神经失调所致的性神经衰弱，与精神因素关系密切。亦有因某些慢性疾病而引起者。

验方 精选

■ 处方1

【配方】天雄、附子、川乌各6克，桂心、肉桂、桂枝、细辛、干姜、川椒各60克，香油、黄丹各适量。

【用法】上药共切片，香油浸（春5天、夏3天、秋7天、冬10天），煎熬去渣，滤净再熬，徐徐下黄丹，不住手搅，滴水不散为度，摊膏贴脐中及丹田。

【说明】适用于肾阳虚衰、阳痿不举。

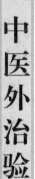

中医外治验方一本通

【配方】阳起石、蛇床子、香附子、韭菜子、大枫子（去壳）、麝香、硫黄各 3 克，蝼蛄 7 个（去翅足煅过）。

【用法】上药共为细末，炼蜜丸如指顶大，以油纸盖护贴脐上，用绢带子缚住，阳事兴壮。

【说明】本方适用于命门火衰型阳痿。证见阴茎痿软不举，或举而不坚，或初举有力，旋即痿软，腰膝酸软，畏寒肢冷，舌淡苔白，脉沉细。

处方 3

【配方】急性子 15 克，罂粟壳 10 克，蟾酥 3 克，麝香 0.5 克，葱白、白酒各适量。

【用法】先将前 3 味共研为细末，加入麝香，再研至极细，滴水调和制成药丸 1 粒，用葱白捣烂，包裹好，外面用湿纸再包一层，放于炭火中煨 3～5 分钟，取出换纸，再包再煨，如此反复 7 次。取小药丸备用。于睡前取丸 3 粒，用白酒化开，涂贴于神阙穴、曲骨穴和阴茎头上。每晚 1 次。

【说明】活血通络，补肾充萎。主治阳痿不举。

处方 4

【配方】白蒺藜、细辛、生硫黄各 30 克，吴茱萸 15 克，穿山甲（代）、制马钱子各 10 克，冰片 5 克。

【用法】上药共研细末，装瓶备用。取药末 3 克，用津液（口涎）调为糊状。贴敷脐窝，并敷曲骨穴。上盖纱布，胶布固定，上用热水袋热熨之。2 日换药 1 次。

【说明】祛风除湿，温肾壮阳。主治一切阳痿。

处方 5

【配方】雄精、全蝎、阳起石、蜂房灰各 10 克，蟾酥 1 克，附子 20 克。

【用法】将上药共研为细末，过 6 号筛。每晚取本品 10 克敷脐，胶布固定。

【说明】用于阳痿。

■ 处方 6

【配方】淫羊藿 50 克，川芎 20 克，菟丝子 10 克，蛇床子 50～100 克。

【用法】取上药放入砂锅中，加适量的水，煎煮 30 分钟，去渣煎成 1000 毫升，趁温热时，以毛巾蘸药液清洗阴囊、阴茎 10 分钟，并在小腹部、双侧腹股沟到肛门蘸药液涂搽各 90 次，每 7～10 天为 1 疗程，如水凉可再加温或加热水。

【说明】壮阳活血，使阴茎血管扩张，阴茎勃起功能明显改善。

■ 处方 7

【配方】香樟木、苏木各 30 克，桂枝、当归各 12 克，羌活、独活、川芎各 9 克，伸筋草 15 克，红花 6 克。

【用法】上药入锅炒热，装入布袋。患者俯卧，先在腰骶部施用滚按法 5 分钟，再作横向平推法，由腰下移至骶部，至感到局部温热向内渗透为止。然后用药袋热敷于腰与骶部。每 2 日 1 次，直至治愈。

【说明】本方不仅能治阳痿，还能减轻因按摩手法不当引起的不良反应。

■ 处方 8

【配方】艾叶、床子各 30 克，木鳖子（带壳生用）2 个。

【用法】以上 3 味共研细末，用消毒纱布包裹，置于脐上，再用热水袋熨之。

【说明】适用于脾肾阳气不足型阳痿。

生活保健

1. 饮食方面以软食为主，适当地进食滋养性食物，如蛋类、骨汤、莲子、核桃等。宜进食壮阳食物，如麻雀、鸡肉、海马、羊肾、乌龟、泥鳅、河虾、鹌鹑蛋、海参、金樱子、韭菜、蛇床子等。

2. 宜补充锌，含锌较多的食物如牡蛎、牛肉、鸡肝等。宜常吃含精氨酸较多的食物，如山药、银杏、鳝鱼、海参、章鱼等。

3. 不要酗酒。禁食肥腻、过甜、过咸的食物。

早　泄

疾病 简介

早泄指男子阴茎尚未接触阴道或一进入就泄精。多因紧张或身体虚弱所致。中医认为，早泄与肾亏火旺有关。

验方 精选

■ 处方 1

【配方】五倍子、金樱子、覆盆子各 20 克。

【用法】水煎 30 分钟，趁热熏洗阴茎及龟头部，待水温不烫手时，将龟头浸泡于药液中，每晚 1 次，14 次为 1 个疗程。

【说明】用于早泄。

■ 处方 2

【配方】小茴香、檀香、丁香、白蒺藜、木香、香附各 15 克，芡实、金樱子、煅龙牡各 20 克。

【用法】研细粉装入药袋，封口后佩于腰带、脐部、小腹丹田部。

【说明】用于早泄。

■ 处方 3

【配方】罂粟壳、诃子、煅龙骨各等份。

【用法】上药共研细末，装瓶备用。取药粉适量，用清水调为稀糊状，于性生活前 30 分钟涂于龟头，而后洗净即可。

【说明】对控制早泄有一定作用。

生活保健

　　1. 建立美满、健康、和谐的家庭环境。注意夫妻之间的相互体贴、配合，一旦出现不射精不可相互责备、埋怨，而应找出原因，共同配合治疗。

　　2. 注意婚前性教育和性指导。掌握一些性生活知识，了解和掌握正常的性交方法和性反应过程，不宜过度节制性生活。性生活次数太少，反而不利于雄激素的释放。

　　3. 注意生活要有规律，加强体育锻炼，如打太极拳、散步、气功等均有益于自我身心健康和精神调节。

遗　精

疾病 简介

　　遗精是指不因性交而精液自泄。其中有梦而遗精者名梦遗，无梦而遗精者名滑精。多因神经衰弱、前列腺炎、精囊炎等引起。而中医认为此与肾虚封藏不固，或君相火旺、湿热下扰精室所致。

验方 精选

处方 1

【配方】五倍子、煅龙骨各等量。

【用法】将上药混合共碾成细末，贮瓶备用。用时取药末适量，以唾液调成糊状，临睡前敷于患者脐孔中，外盖以敷料，胶布固定。每日临睡前换药 1 次，10 次为 1 个疗程。

【说明】用于滑精。

处方 2

【配方】五倍子粉 3 克，蜂蜜适量。

【用法】将五倍子粉与蜂蜜调匀，用此糊剂敷于神阙穴或四满穴上，用纱布覆盖，胶布固定。早、晚各 1 次。

【说明】敷药期间少食辛辣厚味，内裤不宜过紧，被盖不宜过厚。

处方 3

【配方】龙骨、牡蛎、芡实、沙苑子各 30 克，补骨脂、五味子、龟甲各 20 克，菟丝子 15 克，米醋适量。

【用法】上药共研细末，装瓶备用。取本散适量，用米醋调为稀糊状，外敷双足心涌泉穴，敷料覆盖，胶布固定。每日换 1 次，7 日为 1 个疗程。

【说明】用于遗精、早泄、腰酸耳鸣、倦怠乏力等。

处方 4

【配方】黄柏、知母、茯苓、枣仁各 20 克，五倍子 30 克，蜂蜜适量。

【用法】上药共研细末，装瓶备用。取本散 10 克，用蜂蜜调成糊状，捏成圆形药饼，贴于脐窝，上覆清洁塑料薄膜 1 块，外盖纱布，胶布固定。每日换 1 次，10 日为 1 个疗程。

【说明】清泄相火，涩精止遗。主治遗精。

处方 5

【配方】芒硝 20 克。

【用法】分置 2 只布袋中，用两手心握住，任其自然溶化。每日 2 次，直至治愈。

【说明】用于遗精淋浊、自汗盗汗。

处方 6

【配方】五倍子 10 克，生理盐水适量。

【用法】研细。取适量用生理盐水调稀，放于两小块胶布上，贴于双侧四满穴（脐下 2 寸旁开 0.5 寸）。每 3 日更换 1 次。一般 6 ~ 10 次见效，直至治愈。

【说明】 主治遗精，症见头昏耳鸣、腰痛、畏寒等。

■ 处方7

【配方】 五倍子30克，黄连50克，醋适量。

【用法】 上药共研细粉。取10克用醋调成糊状，敷脐，上盖塑料薄膜，胶布固定。每2日换药1次，直至治愈。

【说明】 调和阴阳、滋补肝肾。用于遗精。

■ 处方8

【配方】 甘草5克，甘遂5克。

【用法】 上药共研细粉。于睡前取1克纳脐，胶布固定，次晨揭去，直至治愈。

【说明】 固涩止遗。

生活保健

1. 保持健康的心理状态，积极参加健康的文体活动，提高自信心，消除紧张状态。

2. 晚餐不宜吃得过饱，禁饮浓茶、烈酒，入睡前不宜看书。

3. 内裤不能过紧，被褥不宜太厚，以减少对阴茎的刺激。有手淫习惯者，要逐渐戒除。

4. 如因阴茎包皮过长、尿道炎、前列腺炎等疾病所致，应及时医治。

前列腺炎

疾病 简介

前列腺炎是男性成人因泌尿道多种细菌感染而致的疾病。急性者前列腺肿大、压痛，常见发热、呕恶、尿频尿急、排尿时有灼热感；慢性者除尿频、尿不尽感外，多见乏力腰痛、性欲减退、尿道有乳白色分泌物等症状。本病近年来有增多倾向。前列腺炎相当于中医的淋浊。

验方 精选

处方 1

【配方】 牛膝、吴茱萸、川楝子、小茴香、肉桂各等量，白酒适量。

【用法】 上药共研细末，每次 3~6 克，用白酒调成糊状，敷于曲骨穴，外用止痛膏贴盖，3~7 日换药 1 次。

【说明】 温经散寒，行气散结。治慢性前列腺炎。曲骨穴位于下腹部，前正中线上，耻骨联合上缘的中点处。

处方 2

【配方】 麝香 0.15 克，白胡椒 7 粒。

【用法】 上药分别研细。先将麝香置于脐中，再加入胡椒粉，胶布固定。每 7 日换 1 次，数次即愈。

【说明】 可有效治疗前列腺炎。

处方 3

【配方】 生地 50 克，虎杖、仙人球各 30 克，大黄 10 克，白酒 30 克。

【用法】 先将虎杖、大黄共捣粉状，加入白酒调匀，后加入生地和仙人球（仙人球应先去刺）共捣烂，敷于小腹部中极穴，用布包扎，1 日 2 次。生地和虎杖若是鲜者，则不必加白酒。

【说明】 用于前列腺炎。

生活保健

1. 急性期可配合温水坐浴，对有发热、寒战等全身症状者，可配合抗菌消炎药物治疗。慢性期可定期按摩前列腺，以利于脓细胞的排出。

2. 忌食辛燥及油腻食物，忌烟酒。

3. 保持心情舒畅，解除思想顾虑。

睾丸炎

疾病 简介

　　睾丸炎是指睾丸肿胀疼痛为主症的疾病，多数由腮腺炎、伤寒所引起，或由尿道炎、前列腺炎、淋病等所致的附睾炎蔓延引起，亦有因外伤而致者。急性病例常有发热，慢性者仅睾丸胀痛，触之尤甚，日久可致不育。本病亦常继发睾丸鞘膜积液。

验方 精选

处方1

【配方】泽兰、大黄各 15 克，黄柏、黄药脂、荔枝核、延胡索、皂角刺、穿山甲各 12 克。

【用法】上药加水煎煮，滤汁，倒入盆中，先熏后洗 15 分钟。每日 2 次，1 剂可用 2 日，一般 20 日愈。

【说明】用于慢性睾丸炎。

处方2

【配方】千里光、桉叶各 150 克，松树叶 100 克。

【用法】上药洗净后，放入砂罐内，加水 1000 毫升，煎 20 分钟，用消毒纱布过滤取药液，装瓶备用。用时取药液热敷患处，每次 20～30 分钟，每日早、晚各 1 次。

【说明】清热解毒，消肿止痛。主治急性睾丸炎、附睾炎。

处方3

【配方】马鞭草、山楂、荔枝核、橘核、蒲公英、海藻各 20 克，泽泻、杜仲炭各 15 克，芒硝 50 克，桃仁、牛膝各 10 克，木香、延胡索各 5 克，蜂蜜适量。

【用法】上药共研细末，过筛，装瓶备用。取本散适量，用蜂蜜调为稀糊状，敷于肚脐、阴囊患处，必要时加敷双足心涌泉穴，上盖纱布，包扎固定。每日换药1次，5次为1个疗程。

【说明】清热解毒，消肿散结。主治急、慢性睾丸炎。

■ 处方4

【配方】野颠茄2个。

【用法】水煎外洗患处，每日1次，每次1剂，洗30分钟。

【说明】本方主治狗咬伤引起的睾丸炎。注意如疑为狂犬咬伤，应同时注射狂犬疫苗。

■ 处方5

【配方】紫苏叶、麻油各适量。

【用法】烤干研细末，调麻油外搽患处，每日2~3次。

【说明】对一般炎性睾丸炎有效，对特殊细菌引起（如结核杆菌）的睾丸炎无效。

生活保健

1. 平时多吃新鲜蔬菜和水果，增加维生素C等成分摄入，以提高身体抗炎能力。少吃猪蹄、鱼汤、羊肉等所谓的发物，以免因此引起发炎部位分泌物增加，睾丸炎进一步浸润扩散和加重症状。睾丸炎患者也不要吃辛辣刺激食物。

2. 不要吸烟喝酒。不要久站久坐，不要过度房事。

男性不育症

疾病简介

不育分为原发性和继发性不育。原发性不育是指正常育龄夫妇同居 1 年以上，有正常规律的性生活，未采用避孕措施而未孕育者，且夫妇双方既往无生育史；继发性不育是指夫妇双方曾孕育过，但经过 1 年以上、有规律的性生活，未采用避孕措施而未再孕育者。

男子不育的发病原因很多，如性功能障碍、先天发育不良、精子异常等，中医认为不育的病因病机为肾虚、血瘀、湿热、肝郁、血虚等所致。

验方精选

处方1

【配方】巴戟天、淫羊藿、菟丝子、熟地、红花、香附、人参各 30 克，川椒 6 克。

【用法】上药共为细末，瓶装备用。临用时取药末 10 克，以温开水调和成团，涂肚脐中，外盖纱布，胶布固定。3 日换药 1 次，10 次为 1 个疗程。

【说明】补肾活血。治肾阳虚之男性不育。

处方2

【配方】杜仲、小茴香、川楝子、牛膝、续断、甘草、大茴香、天麻子、紫梢花、补骨脂、肉苁蓉、熟地黄、锁阳、龙骨、海马、沉香、乳香、母丁香、没药、木香、鹿茸各适量。

【用法】如法制成膏药。温热化开，男子贴肾俞穴，女子贴于脐部，每 3~5 日换药 1 次。

【说明】适用于下元虚弱、梦遗滑精、疝气偏坠、腰酸腿软、男子不育等。

处方 3

【配方】熟地黄、破故纸、蛇床子、枸杞子、菟丝子、淫羊藿、肉苁蓉、牛膝、五味子、莲须、金樱子、煅牡蛎、鹿角胶、龟甲胶各 15 克，大青盐 10 克。

【用法】用 1000 毫升凉开水浸泡上述药物 30 分钟左右，然后文火煎煮成 300 毫升，取药汁，将 2 个洁净口罩浸泡于药汁中，使之湿透（干湿以不自然滴水为宜）。待浸湿之口罩温度适中后，分别敷在腹部神阙穴、关元穴及背部命门穴、肾俞穴位置，再将电极板置于两口罩上调节电流，使患者不感针刺样疼痛。每次治疗 20 分钟，每日 1 次。

【说明】适用于肝肾精亏型精子缺乏而致不育症。

生活保健

1. 精氨酸是精子组成的必要成分，有益食物有鳝鱼、鲇鱼、泥鳅、海参、墨鱼、章鱼、蚕蛹、鸡肉、冻豆腐、紫菜、豌豆等，它们有助于精子的形成和质量的改善。

2. 宜食用含锌食品。富含锌的食物有牡蛎、牛肉、鸡肉、肝、蛋黄、花生米、猪肉等。多食含钙食品。

3. 钙离子能刺激精子成熟，改善男子生殖能力。虾皮、咸蛋、乳类、蛋黄、大豆、海带、芝麻酱等含钙较多。

妇产科

第七章

痛　经

疾病 简介

　　痛经是指行经前后或经期出现下腹疼痛，或痛引腰骶部，甚至剧痛昏厥的一种症状，常会影响工作、生活。痛经可分为原发性和继发性。

　　原发性痛经是指盆腔内不伴有器质性病变，常见于月经初潮后 6～12 个月内。主要由于排卵周期刚建立，前列腺素分泌过多或不适，从而引起子宫痉挛性收缩，张力升高，峡部失去正常松弛性，子宫血流量减少而致痛经。原发性痛经和神经、精神因素关系密切，精神紧张、恐惧、忧虑、过度敏感、痛阈低下均导致原发性痛经。一般随着年龄增加，子宫内膜合成前列腺素的自生调节，精神因素的缓解可使痛经得到进一步缓解。

　　继发性痛经是指盆腔内器质性病变，常见于月经初潮建立后。这多是由于子宫发育不良、子宫过于前倾或后居、子宫颈管狭窄等，常见于子宫内膜异位症、子宫肌腺病、盆腔炎等。这是由于器质性病变引起气血运行不畅，月经排出困难，不通则痛。

验方 精选

处方 1

【配方】丁香、肉桂、延胡索、木香各等份。

【用法】诸药混合，碾为细末，过100目筛，和匀，瓶装备用。月经将行或疼痛发作时，用药末2克放胶布上，外贴关元穴，若疼痛不止，加贴双侧三阴交穴。隔日1次（夏季每日换药1次），每月贴6次为1个疗程。

【说明】活血温经止痛。适用于瘀血痛经。

处方 2

【配方】全当归、大川芎、制香附、赤芍、桃仁、生蒲黄各9克，延胡索、肉桂各12克，琥珀末1.5克，乙醇适量。

【用法】上药研末。在经前1~2日或行经时取3克，用30%乙醇调和。湿敷于脐部，外衬护创胶或用纱布、橡皮膏固定，每日换1次（夏天可换2次）。连续敷疗3~4日为1个疗程。

【说明】理气止痛。适用于血瘀型痛经。对血虚型痛经不宜使用。

处方 3

【配方】白芷8克，五灵脂、青盐各15克，炒蒲黄10克，生姜1片。

【用法】上药共为细末。用药时取药末3克放脐眼中，上盖生姜1片，艾火灸之，以脐内有热感为度，每日1次，每次5~10分钟，在经前5~7日开始，月经过去停止。

【说明】适用于寒凝血瘀型痛经。若气滞、血虚之痛经，又非本方所宜。

处方 4

【配方】食盐300克（细盐），生姜120克（切碎），葱头1个（洗净）。

【用法】将上药炒热，热熨腹部痛处阿是穴，葱头改成葱白亦可。每日数次，每次30分钟。

【说明】 温经散寒止痛。适用于虚寒型痛经。

■ 处方5

【配方】 香附、失笑散、乌药、延胡索、细辛、桂枝、当归、丹参、赤芍、白芍、川芎、艾叶、黄柏、川续断各等份，蜂蜜、月桂氮草酮各适量。

【用法】 将上药共研为细末，加入蜂蜜、2%月桂氮草酮，调成膏状即成。用时取酒精棉球擦净脐部，用上药膏如蚕豆大，置于4厘米胶布上，贴敷神阙穴、关元穴。经前6日开始，3日换1次，用3次。2个月经周期为1个疗程。

【说明】 穴位贴敷治疗痛经57例，痊愈28例，有效22例，无效7例，总有效率为87.7%。

■ 处方6

【配方】 大黄128克，玄参、生地黄、当归、赤芍、白芷、肉桂各64克，小磨麻油1000克，黄丹448克。

【用法】 熬小磨麻油，下黄丹收膏，制成膏药。用时敷贴关元穴或痛处。

【说明】 适用于各种痛经。症见月经前或者月经期间小腹疼痛，牵扯腰、骶，甚至外阴、肛门坠痛。可伴见头晕、心悸，舌淡红，苔薄白，脉弦紧。本方生地黄、玄参、赤芍养阴生津补血，当归调经止痛，肉桂温补肾阳，白芷理气止痛，大黄活血止痛。诸药合用共奏活血止痛通经之效。

■ 处方7

【配方】 艾叶150克，白胡椒、桂丁各30克。

【用法】 先把艾叶捣绒，再把后2种药碾成细粉拌入艾绒装入布袋内缝好，固定在小腹部用热水袋热熨，痛止后半小时取下。

【说明】 本方适用于虚寒型痛经，对于气滞疼痛者亦较适宜。

生活保健

1. 治疗期间应忌食生冷、辛辣食物，忌烟酒。
2. 疼痛剧烈的病人，应到医院就诊，不宜坚持自疗。
3. 止痛药不可随便服用，应根据实际情况询问医生后决定。

闭　经

疾病 简介

　　闭经又称经闭。凡年满 18 岁而月经尚未来潮，或行经后又中断 3 个月以上者，称为闭经。前者为原发性闭经，后者为继发性闭经。闭经有血亏、血枯、肾虚、气滞血瘀、寒湿凝滞之不同，而外治时不必如此细分。

验方 精选

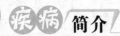

处方 1

【配方】用蛴螂 1 只（焙干），威灵仙 10 克（焙干），酒适量。

【用法】上药共研细末，纳脐或用酒调匀为丸纳脐，膏药盖贴，约 10 小时去药。

【说明】活血散结通经。用于瘀滞型闭经。

处方 2

【配方】香附、桃仁各 2 克，三棱、水蛭各 1 克（或鲜水蛭 3 条）。

【用法】上药研为细末，敷于脐部。若用鲜水蛭更好，先将另 3 味研细末后，再用鲜水蛭共捣融为膏，敷于脐孔，外用伤湿膏封固，每 2～3 日换药 1 次，每日用热水袋热敷 15～20 分钟。

【说明】活血祛瘀通经。用于瘀滞型闭经。

中医外治验方　一本通

■ 处方 3

【配方】矾石（烧）15 克，杏仁 0.5 克。

【用法】上药共研为细末，炼蜜丸枣核大。取 1 丸纳阴户中。

【说明】适用于妇人经水闭不利，脏坚癖不止，中有干血，下白物。

■ 处方 4

【配方】海蛤粉 25 克，苦葶苈、牙皂各 12.5 克，巴豆（略去油）1 个，天花粉 25 克，苦丁香、红娘子各 7.5 克，麝香少许，葱汁适量。

【用法】上药共研为细末。用时取药末 5 克，与葱汁同捣为丸。以薄棉裹药丸，纳阴户中。候热时，先通黄水，次则经行。

【说明】通经。适用于闭经证。

■ 处方 5

【配方】鲜山楂 10 枚，赤芍 3 克，生姜 15 克。

【用法】将上物共捣烂如泥，放锅中炒热熨脐部，每次熨 30 分钟，每天 1 次，连用 3～5 次。

【说明】适用于血瘀型闭经。症见少腹刺痛，月经停闭不通，或月经色暗淡有块，渐至停闭。舌淡暗，苔薄白，脉沉涩。本方山楂活血化瘀、化痰行气；赤芍行瘀止痛，二者合用可以达到活血通经的效果。

生活保健

1. 加强锻炼，增强体质，提高健康水平。

2. 保持心情舒畅，避免过度紧张，减少精神刺激。

3. 调节饮食，注意蛋白质等的摄入，避免过分节食或减肥，造成营养不良引发本病。

4. 注意经期及产褥期卫生。

月经不调

疾病 简介

　　月经不调是指妇女月经在期、量、色、质等方面发生异常变化。多为月经提前或错后，经量或多或少。每月不是按期来潮，甚则紊乱不定。现代医学认为子宫出血、子宫肌瘤、生殖道炎症等所致的月经紊乱，均属本病范畴。

验方 精选

■ 处方1

　　【配方】乳香、没药、血竭、沉香、丁香各15克，青盐、五灵脂各18克，麝香1克，槐皮适量。

　　【用法】前7味共研细。用时先取麝香0.2克放脐眼，再将药粉15克撒上，然后盖上槐皮，皮上钻一小洞，以艾绒捏炷放在槐皮上点燃灸之。在行经期间每日1次。连用数次经期，即可调准。

　　【说明】用于月经不调。

■ 处方2

　　【配方】当归9克，肉桂、白芍、红花、干姜、川芎各6克，鹿茸3克，醋适量。

　　【用法】上药共研细末，贮瓶备用。治疗时取上药适量，加醋调成糊状，敷于脐中，以纱布覆盖，胶布固定。每2日换药1次，10次为1个疗程。

　　【说明】温阳调经。治月经先期、后期或先后不定期。

■ 处方3

　　【配方】当归、熟地黄、益母草、川芎各30克，阿胶、桑寄生、白术、延胡索、白芍、砂仁壳、艾叶、茯苓、附子各 15 克，生蒲黄、炙甘草各 7.5 克，香油 1000 毫升，黄丹 180 克。

【用法】除黄丹外，其余药物放入香油中加热煎熬，待药物炸枯，过滤去药渣，再煎熬香油至滴水成珠时，离火徐徐加入黄丹收膏备用。用时取药膏 30 克摊在纱布棉垫上，以药膏贴在患者脐孔穴上，外以胶布固定，2 日换药 1 次，10 日为 1 个疗程。

【说明】主治月经先后不准，或提前，或错后来潮，伴小腹胀痛，月经色暗不鲜，有血块。

■ 处方 4

【配方】党参、黄芪、白术各 12 克，干姜、甘草各 6 克。

【用法】上药共研细末敷脐中，外用纱布覆盖，胶布固定。3 日换药 1 次，敷至月经正常为止。

【说明】适用于气虚型月经先期，量多，色淡红，质稀薄，肢体倦怠，舌质淡，脉弱无力。

生活保健

1. 防止受寒。
2. 调整自己的心态。
3. 忌食辛辣食物。

子宫脱垂

疾病 简介

子宫脱垂即中医之阴挺、阴脱等，多因妇人多产、难产或产时用力过度致损伤胞络，或举动房劳，而致阴户开而不闭。临床以气虚下陷或肾气不足为多见。现代医学认为本病系子宫沿阴道下降致子宫颈外口或全部脱出于阴道口外。多在产伤肌肉筋膜、韧带张力减低或产后过早参加重体力劳动所致。本病症见肿物自阴道脱出、阴道分泌物增多、尿失禁或尿潴留、大便困难等。运用外治方法有独特的疗效。

验方 精选

处方1

【配方】五倍子100克，蓖麻仁20粒。

【用法】先将五倍子研末，再加入蓖麻仁，共捣膏状。取适量敷于百会穴（头顶部正中线上，距前发际5寸），纱布覆盖，胶布固定。每日1次。一般1周左右即愈。

【说明】适用于子宫脱垂。

处方2

【配方】蛇床子、石榴皮、乌贼骨、黄柏、小茴香、乌梅、苏木、五倍子各9克，蒲公英30克，枳壳6克，金樱子15克。

【用法】上药用布包裹，加水煎煮，滤汁，倒入盆中，坐浴20分钟。每日3次。每日1剂。一般半个月可愈。

【说明】开阳益气，补肾固脱。

处方3

【配方】何首乌30克，公鸡1只，盐、油各适量。

【用法】杀鸡，去毛及内脏，把何首乌研为细末，外包纱布，放入鸡腹腔内，置锅内煮至鸡肉离骨，取出药末，肉中加盐，将肉和汤分次吃完，再把鸡骨和药末调匀，用油或水调成膏贴肚脐，外以纱布及胶布固定。

【说明】适用于轻度（Ⅰ度、Ⅱ度）子宫脱垂。

处方4

【配方】党参、桑寄生、杜仲、枳壳、蓖麻子各30克，醋适量。

【用法】上药共研为细末。醋调糊状，取适量敷脐部，外用胶布固定，每日1换，连用5~7日。

【说明】适用于肾虚型子宫脱垂。症见自觉小腹下坠、尿频数，或头晕耳鸣，或腰膝酸软。舌质淡红，脉沉弱。

■ 处方5

【配方】升麻、茄根各30克，香油适量。

【用法】上药烧成灰，研末，香油调匀，涂于纸上，卷成筒状，送入阴道，晨起取出，1日1次。

【说明】用于子宫脱垂。升麻具有升提作用，茄根色黄入脾，能补益中气，两药合用，对中气下陷之子宫脱垂有效。

生活保健

1. 避免负重和剧烈活动，忌食生冷、辛辣刺激之品。
2. 保持大便通畅，避免增加腹压。
3. 注意个人卫生，保持外阴清洁，避免感染。

宫颈炎

疾病 简介

宫颈炎是常见的一种妇科疾病，有急性和慢性两种。急性宫颈炎常与急性子宫内膜炎或急性阴道炎同时存在，但以慢性宫颈炎多见。慢性宫颈炎多于分娩、流产或手术损伤子宫颈后，病原体侵入而引起感染。慢性宫颈炎有多种表现，如宫颈糜烂、宫颈肥大、宫颈息肉、宫颈腺体囊肿等，其中以宫颈糜烂最为多见。慢性宫颈炎主要是行经和性生活对宫颈的刺激所致，相当于中医学"带下病"范畴，主要症状是白带增多。

中医外治验方一本通

验方 精选

■ 处方1

【配方】 五倍子、枯矾、金银花、甘草各50克。

【用法】 上药共研末扑药粉于宫颈糜烂部位，每日1次，5日为1个疗程。

【说明】 本方适用于子宫颈糜烂。

■ 处方2

【配方】 苦参、重楼、蒲公英、野菊花各100克。

【用法】 上药加水1500毫升煎取500毫升，如此反复煎3次，合并煎液浓缩成1000毫升冲洗阴道及宫颈，每日1次。另外还可将药液再浓缩成500毫升，用消毒过的脱脂棉蘸温开水搽洗宫颈，再将棉球用线拴好浸入浓缩之药液塞宫颈处，线头留在外。每2日1换，3次为1个疗程，连用2~3个疗程。

【说明】 阴道内直接给药是一种直接而简单的方法，比内服药效果好得多，值得推广。

■ 处方3

【配方】 金银花1000克，酒精1500毫升。

【用法】 将金银花粉碎成粗末，放入40%的酒精中浸泡48小时，过滤，煎至400毫升。取适量局部上药，每日1次，2周为1个疗程。

【说明】 清热解毒。治宫颈糜烂，症见白带量多、色黄质稠，或小腹胀痛。

■ 处方4

【配方】 水黄连100克，凡士林适量。

【用法】 将水黄连研成末或敷成浸膏，用凡士林配成30%的水黄连软膏备用。直接阴道放药，每日1次，睡前给药为宜。7日为1个疗程。

【说明】水黄连为龙胆科獐牙菜属植物川东獐牙菜。具有清热解毒、消炎、止痛功效。

处方5

【配方】山豆根适量。

【用法】上药研粉，清洁后涂撒糜烂面，1～3日换药1次，10次为1个疗程。

【说明】清热解毒。治宫颈糜烂，症见白带量多、色黄质稠，或小腹胀痛。

生活保健

　　1. 保持外阴清洁，特别是在经期、产褥期、流产后更应注意卫生，防止感染。

　　2. 尽量减少人工流产及其他妇科手术对宫颈的损伤，产后应及时修补子宫颈裂伤。

　　3. 定期做好妇检，发现子宫颈炎应予以积极治疗。治疗期间禁食鱼虾等"发物"及辛辣食物。

阴道炎

疾病 简介

　　阴道炎是阴道黏膜及黏膜下结缔组织的炎症，多由于病原体侵入阴道引起，临床常见的有细菌性阴道炎、滴虫性阴道炎、霉菌性阴道炎、老年性阴道炎，是妇科门诊常见的疾病。中医认为，阴道炎多由于肝、脾、肾三脏感及风、冷、湿、热之邪。西医则认为阴道的环境经常受到宿主的代谢产物、

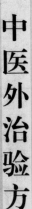

细菌本身的产物及外源性因素（性交、冲洗及其他干扰）的影响，导致不稳定而引起炎症。

验方 精选

处方1

【配方】苦参30克，金银花、蛇床子、地肤子各10克，甘草6克。

【用法】上药加水煎煮，滤汁，倒入盆中，先熏后洗。每晚1次。严重者每日2次。一般3～6日愈。

【说明】用此方治疗老年性阴道炎患者120例，1个疗程痊愈105例，好转10例，无效5例。

处方2

【配方】黄连30克，五倍子50克，硼砂10克，雄黄5克，冰片1克。

【用法】上药共研细。每晚用棉球蘸取药粉少许，塞入阴道。次晨取出。每日1次。一般7日可愈。

【说明】雄黄为含硫化砷的矿石，有毒。操作时应掌握剂量，慎防入口，外用亦不可过度。中病即止。

处方3

【配方】鲜桃树叶150克。

【用法】加水煎煮，滤汁，倒入盆中，坐浴或冲洗。每日早、晚各1次。一般3～5日可愈。

【说明】用于滴虫性阴道炎下阴作痒甚者。

处方4

【配方】龙胆草250克。

【用法】每取25克，加水煎煮，滤汁，倒入盆中，先熏后洗，每日早、晚各1次。一般15日可愈。

中医外治验方

一本通

【说明】用于各种原因引起的阴道炎下阴瘙痒。

■ **处方5**

【配方】六神丸15粒。

【用法】先用洁净开水清洗外阴，然后将六神丸全部塞入阴道。每晚1次。经期停用。一般10日即愈。

【说明】用于滴虫性阴道炎。

■ **处方6**

【配方】马鞭草、紫花地丁各30克。

【用法】上药加水煎煮，滤汁，倒入盆中，先熏后洗，然后坐浴15分钟，每日2次。一般3日即愈。

【说明】用于真菌性阴道炎。

生活保健

1. 患病期间严禁性生活。经常保持外阴部清洁，注意月经期卫生。内裤每日1换，并用开水烫洗，或用84消毒液稀释后洗涤，于阳光下暴晒。应勤洗澡，但避免去公共场所洗澡、游泳。

2. 饮食宜清淡，富有营养，易于消化，多食新鲜蔬菜及水果，平时多吃莲子、山药、红枣、薏苡仁、白果等；忌食辛辣、油腻食品。

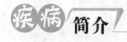

慢性盆腔炎

疾病 简介

慢性盆腔炎是盆腔生殖器官、周围结缔组织以及盆腔腹膜发生的慢性炎症。一般为急性盆腔炎未能彻底治愈，或因体质较差、抵抗力低下、病程缠绵、反复感染所致。但相当多的患者无急性盆腔炎的病史，而常有流产、分娩、宫腔内不洁操作，或经期、产褥期性交史。本病是导致不孕的常见原因。临床表现为下腹部隐痛下坠，腰骶部酸痛，常在劳累、性交后、排便时或月经前后加重，月经量多，或月经期延长，白带增多，性交痛，下腹部或可触及包块。

验方 精选

处方 1

【配方】虎杖、菖蒲、王不留行各 60 克，当归、山慈姑、穿山甲、肉苁蓉各 30 克，生半夏、细辛、生附子各 15 克，生马钱子 10 克，乳香、没药、琥珀各 30 克，肉桂、蟾蜍 15 克，白酒、蜂蜜各适量，麝香少许，风油精 3~4 滴。

【用法】马钱子前药味煎 3 次，然后去渣浓缩，再把乳香以下药物（除麝香）研末过筛加入和匀，烘干后研末，用时取粉末 5 克加白酒、蜂蜜适量。麝香少许，再加风油精 3~4 滴，调匀成膏备用。用时将药膏置入脐孔，纱布盖，胶布固定，然后用热水袋适宜温度加热，隔日 1 次，7 次为 1 个疗程。

【说明】用于盆腔炎。本方用当归、山慈姑、穿山甲、乳香、没药活血行气止痛；王不留行、细辛、半夏、琥珀利湿行气化湿；附子、马钱子、蟾蜍解毒止痛。诸药合用共奏活血、消瘕、止痛之功。

处方 2

【配方】大黄、苍术、香附各 6 克，黄柏 10 克，姜黄、白芷、陈皮、厚朴、红花、防风各 8 克，炒艾叶、泽兰各 12 克，透骨草、天花粉各 15 克，乌头 1.5 克，丹参 9 克，乳香、没药各 5 克，白酒适量。

【用法】将上药共研为极细末，装入干净瓶内密闭备用。用时取药末适量，用温热水或白酒调成糊状，装入布袋中，敷于腹部病变处（阿是穴）。布袋上加热水袋，保持一定的热度，不要烫伤皮肤，可增加效果。每日或隔日 1 次。每次 0.5~6 小时。以晚睡敷为最佳时间。

【说明】应用上药外敷治疗盆腔炎患者 300 余例，随机追访其中的 94 例，结果：痊愈 13 例，显效 29 例，好转 49 例，无效 3 例，总有效率为 96.8%。

处方 3

【配方】白花蛇舌草 30 克，半支莲 20 克，蒲公英、白芷各 15 克，桃仁、皂角刺各 10 克，红花 5 克，龙葵 25 克，连翘、黄柏各 15 克，白酒适量。

【用法】上药研细末，白酒调成糊状，敷于子宫穴，2 日换 1 次，7 日为 1 个疗程，共需 3 个疗程。

【说明】此法治疗子宫内膜炎疗效较好。

处方 4

【配方】茯苓、桃仁、五加皮、赤芍各 20 克，丹皮 15 克，乌头 10 克，艾叶 40 克，鸡血藤 60 克，桂枝、透骨草、追地风各 30 克，山甲 10 克。

【用法】纱布包后水蒸使其发热后再外敷。每日 2 次，每包可用 1 周。10 日为 1 个疗程。

【说明】使用本方治疗炎性包块及子宫肌瘤 56 例，痊愈 35 例，有效率达 93.2%。

生活保健

1. 注意个人卫生。

2. 经期避免性生活。

3. 保持心情愉悦。

急性乳腺炎

疾病 **简介**

急性乳腺炎是由细菌感染引起的乳腺组织急性化脓性病变，多见于哺乳

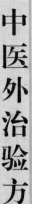

期的初产后 3~4 周的妇女，由致病菌金黄色葡萄球菌、白葡萄球菌和大肠埃希菌引起。病初仅表现为乳房部红肿热痛，如处理不及时，可形成脓肿、溃破或瘘管。常伴有皮肤灼热、畏寒发热，患乳有硬结触痛明显，同侧腋窝淋巴结肿大等症状。中医学谓之乳痈、吹乳。主要由于情绪不畅、肝气不舒导致经络阻塞、气血瘀滞而发病。

验方 精选

处方 1

【配方】蒲公英（鲜品）160 克，仙人掌 60 克，大黄 30 克，乳香、没药、白芷、浙贝母各 10 克，冰片 6 克，淘米水适量。

【用法】先将蒲公英与仙人掌捣烂，然后将后 5 味研细粉，过 80 目筛，再将冰片研细，用淘米水调敷患处。1 日换药 1~2 次。

【说明】用于乳腺炎。

处方 2

【配方】天南星、半夏各 20 克，草乌、一枝蒿各 15 克，黄酒适量。

【用法】上药用黄酒浸泡，7 日后用来涂抹患部，1 日数次。

【说明】解毒散结，消肿止痛。主治乳腺炎。

处方 3

【配方】蜂房、红芽大戟、大黄藤、南山藤、黄药子、天花粉各 20 克，蛇参 10 克，栝楼壳、赛素草、木陀各 15 克，猪胆汁 100 毫升，凡士林 30 克。

【用法】先取猪胆汁煮沸，将诸药共研细末，用胆汁调制，加凡士林制成软膏。用时将药膏抹在敷料上，用胶布固定于患处。1 日 1 次。

【说明】清热解毒，软坚散结，活血通络。适用于急、慢性乳腺炎、乳房肿块（乳腺癌不宜使用）。

处方 4

【配方】食醋 15 毫升，荞面 50 克，食碱 10 克。

【用法】将食醋、荞面、食碱搅拌后敷于患处。1日2次。

【说明】此方对急、慢性乳腺炎疗效颇佳，对急、慢性腮腺炎、无名肿痛也有疗效。

处方 5

【配方】朴硝100克，鲜马齿苋200克。

【用法】先将马齿苋洗净，捣汁，然后与朴硝共调成糊状。取适量涂于纱布上，外敷患处，纱布覆盖，胶布固定。每4小时更换1次，一般3日即愈。

【说明】用于急性乳腺炎。

处方 6

【配方】红花15克，蒲公英18克，食醋200毫升。

【用法】上药共浸泡半小时，捞出药，直接外敷乳房，纱布覆盖，胶布固定。一般3小时后去药，肿痛即消。如1次未愈者，次日再重复1次。

【说明】消痈散结。用于急性乳腺炎。

生活保健

1. 应多吃清淡、容易消化的饮食，不要吃刺激性食品。

2. 要保持乳房卫生，经常用温开水清洗。

3. 临产前1~2个月，经常用酒精棉球擦洗乳头，乳头凹陷者，应在产前设法拉出。经常用温水、肥皂擦洗。产后乳房较大，可用布带托起，但不要束得太紧。

4. 在炎症期间应将患侧乳房的乳汁用吸奶器吸出，以利炎症消退。

不孕症

育龄妇女婚后同居 2 年以上，性生活正常，配偶健康，未避孕而不孕者称为原发性不孕症。根据婚后是否受过孕又可分为原发性不孕和继发性不孕。原发性不孕指从未妊娠过；继发性不孕指曾有过妊娠，以后 1 年以上未避孕而未再妊娠。根据不孕的原因可分为相对不孕和绝对不孕。相对不孕是指夫妇一方因某种原因阻碍受孕或使生育力降低，导致暂时性不孕，如该因素得到纠正，仍有可能怀孕。有文献报道在 10 对夫妇中有一对夫妇患不孕症。据统计未避孕的夫妇中 85% ~ 90% 在 1 年内怀孕，约有 4% 在婚后第 2 年怀孕。

验方 **精选**

处方 1

【配方】吴茱萸、川椒各 240 克。

【用法】上药研为末，炼蜜为丸，如弹子大，棉裹，纳入阴道口，日夜 1 换，1 个月后子宫和暖，即可成孕。

【说明】暖宫散寒。治宫寒不孕，腹部发凉，小便清长。

处方 2

【配方】延胡索、五加皮、乳香、白芍、杜仲各 10 克，菟丝子、川芎、女贞子各 20 克，凡士林适量。

【用法】上药共研细末，用凡士林适量调和成软膏状备用。取药膏适量，敷于关元穴、三阴交穴（双）上，上盖纱布，胶布固定。每日换药 1 次。

【说明】补肾益肝，行气止痛。主治不孕症。

中医外治验方一本通

■ **处方3**

【配方】生附子、芒硝、透骨草、桂枝各60克，紫丹参120克，吴茱萸、小茴香各50克，路路通、艾叶各30克，白酒适量。

【用法】上药共研细末，用白酒浸透、拌匀，装入20厘米×8厘米的纱布袋内，缝好袋口备用。将药袋放入蒸笼中蒸1小时，取出用干毛巾包住，置关元穴上，保温热敷60分钟，月经第1日放置，每晚1次，连放15日，3个月为1个疗程。

【说明】用于不孕症。

■ **处方4**

【配方】食盐30克，制附子、花椒、王不留行、木通、小茴香、乌药、延胡索、红花、川芎、五灵脂各10克，麝香0.1克，生姜10片，艾炷21壮，麦粉适量。

【用法】先将食盐、麝香分别研细。再将其他药共研细。麦粉制成面条，绕脐1圈（直径2寸），然后用食盐填满略高1厘米，上放艾炷点燃。连续7壮后，去食盐。再用麝香填脐，上放药末适量，铺上姜片，灸14壮。每3日灸1次。一般3~20日即可治愈而孕。

【说明】本方宜于输卵管阻塞而引起的不孕症。

生活保健

1. 减轻工作压力。工作压力会影响生殖能力。如果夫妻二人都是工作狂或一方是工作狂，对怀孕不利。而且想要怀孕时，必须将身心调整到最佳，这对孩子的健康也非常有好处。

2. 戒烟。无论是丈夫还是妻子吸烟，都会损坏生育力。研究显示，抽烟男性的精子数与活力都较低，每天抽烟的女性，也不易受孕。

3. 戒酒。酒精对精子的数量及质量影响很大，为增加怀孕的机会，就必须忍痛割爱戒酒。

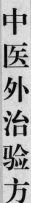

中医外治验方一本通

妊娠呕吐

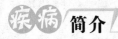

妊娠呕吐是指妊娠早期出现恶心呕吐、头晕厌食，甚则食入即吐。中医称为恶阻。若仅见轻度恶心嗜酸、择食，这是妊娠的正常反应。妊娠呕吐一般 3 个月后即可逐渐消失，严重者亦有到 5～6 个月后才恢复正常。

验方 **精选**

处方 1

【配方】丁香 15 克，半夏 20 克，生姜 30 克。

【用法】先将前 2 味共研细，再将生姜加水煎成浓汁。取适量药粉加姜汁调成糊状，敷脐，胶布固定。每日 1 次，1～3 日愈。

【说明】用于妊娠呕吐。

处方 2

【配方】活地龙 160 克。

【用法】地龙洗净，捣烂如泥，贴敷双侧涌泉穴（足掌心，第 2 跖骨间隙的中点凹陷处），包扎固定。12 小时后去之。每日 1 次，一般 3 次即效。

【说明】用于妊娠呕吐。

生活保健

1. 注意饮食卫生，应当补充充足的糖类和蛋白质，食物以易于消化为原则；不宜食用生冷、辛辣之品。

2. 尽量使心情放松，控制情绪，以防因精神过度紧张而引起的病情加重或服药无效。

3. 保持环境干净卫生，居处舒适、通风良好，并有充足的阳光。

4. 适当进行一些活动，如到公园散步等，亦可有效地减轻病情。

产后缺乳

疾病 简介

缺乳又称为"乳汁不行"、"乳汁不下"，是指妇女分娩3天以后即哺乳期间，乳汁分泌过少或全无乳汁的疾患。在因气血虚弱或气滞血瘀引起。主要表现为乳汁稀薄而少、乳房柔软而不胀痛、面色少华、心悸气短等。

验方 精选

处方1

【配方】金银花根30克，通草20克，当归6克，芙蓉花叶60克。

【用法】上4药捣烂，外敷贴患处或乳房胀痛部位，每日2次，3日为1个疗程。本方也可外洗，具体方法如下：水煎，先熏后洗乳房。每日3~4次，可连续应用。

【说明】金银花根具有安神、养血补虚、通乳之效；通草性微寒，味甘、淡，可通气下乳；当归味甘、辛，性温，归肝、心、脾经，可补血活血；芙蓉花叶味辛，性平，无毒，可凉血解毒，消肿止痛。诸药合用共奏消痈通乳之功。

处方2

【配方】生姜、葱白各10克。

【用法】将上药加水250毫升，煎煮后取药汁，产妇自行用棉球或纱布蘸药汁推搽乳房，每日2次，5日为1个疗程。

【说明】适用于产后缺乳。症见产后乳汁分泌少或全无，乳房柔软无胀感，或有胀感但乳汁极少，清稀，纳差，舌淡苔白，脉细弱无力。本方用生姜开胃行气，葱白温通阳气。2药可助乳汁分泌。

中医外治验方一本通

1. 应使产妇情绪保持乐观，注意充分休息，并为其创造舒服轻松的哺乳环境。

2. 若产妇乳汁分泌不足，也不应埋怨焦急，可试用食疗或服中药催乳。

中医外治验方一本通

儿 科

第八章

小儿感冒

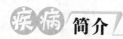

疾病 简介

感冒是小儿最常见的外感疾病之一，多因感受外邪所致。其症状与成人感冒相同，唯鼻塞严重者多呼吸困难，影响吮乳，并易引起发热、咳嗽。体质虚弱者，症状较重。运用外治，不但可避免药物对小儿产生的不良反应，而且解决了小儿不愿服药的难题。

验方 精选

■ 处方1

【配方】鲜生姜、艾叶各5克，白酒适量。

【用法】上药混和，捣烂，如生姜过干，可加数滴白酒。用纱布包裹，外敷囟门。每2~3小时更换1次。一般数小时即效。连敷2日而愈。

【说明】用于小儿感冒。

■ 处方2

【配方】川乌、川芎各10克，细辛5克，醋适量。

【用法】上药共研细粉。取3克用醋调成糊状，外敷囟门，纱布覆盖，胶布固定。每日1次。一般1~3次即愈。

【说明】川乌有毒，操作时慎防入口。

处方3

【配方】桂枝、芍药、生姜各20克，甘草15克，大枣15枚，酒适量。

【用法】水煎浓汁。取本品涂患儿颈背部，辅以按摩，每次15~20分钟，每日2次，3日为1个疗程。痰多加厚朴、杏仁；汗多加龙骨、牡蛎。

【说明】皮肤过敏者禁用。

处方4

【配方】吴茱萸、明矾各6克，鸡蛋1个。

【用法】上药共研为细末，以鸡蛋清调匀成膏状备用。取药膏敷于两足心涌泉穴或两手心劳宫穴，外以纱布包扎固定。每日换药1次。

【说明】散邪逐热。主治小儿感冒。

处方5

【配方】党参、黄芪、防风、白芷、苍术、白术各等份。

【用法】上药共研细末，装入布袋，扎紧备用。取药袋置于肚脐处，固定。每次贴1周左右，每月贴1~2次。

【说明】用于小儿反复上呼吸道感染。

生活保健

1. 注意休息，多饮水。吃奶婴儿宜少量多次喂奶。

2. 室温恒定，保持一定湿度。

3. 积极锻炼。经常户外活动和体育锻炼均为积极的方法，只要持之以恒，便可增强体质，防止上呼吸道感染。

4. 讲卫生，避免发病诱因。如穿衣过多或过少，室温过高或过低，天气骤变，环境污染和被动吸烟。

小儿咳嗽

疾病 简介

咳嗽是小儿常见的症状，多为外感后引起。如咳嗽无痰者又称干咳。虽系小病，如久延不愈，易引发他病。如肺炎而致的咳嗽，当从肺炎论治。现代医学所称的急、慢性支气管炎，多以咳嗽为主要症状。

验方 精选

处方 1

【配方】桃仁 60 克，杏仁 6 克，山栀子 18 克，胡椒 3 克，糯米 5 克，鸡蛋 1 个。

【用法】上药共研细末，用鸡蛋清适量调为软面团状，分为 4 份备用。取药饼 4 份，分别贴敷于双足心涌泉穴及足背相对部位，敷料覆盖，胶布固定。12 小时后去药，隔 12 小时可行第 2 次治疗，连续用药 3～5 次。

【说明】止咳平喘。主治小儿哮喘。

处方 2

【配方】麦冬、玉竹、北沙参、杏仁、浙贝母各 10 克，栀子 9 克，蜂蜜适量。

【用法】前 6 味药共为细末，过筛后备用。用时取药末适量，蜂蜜调成糊状，敷贴于肚脐上，外以纱布覆盖，胶布固定。每日换药 1～2 次，1 周为 1 个疗程。

【说明】适用于燥热型咳嗽。症见干咳无痰，咳而不爽，鼻咽干燥，唇红，苔薄黄，脉数，纹色青紫。

处方 3

【配方】牵牛子 15 克，大黄 30 克，槟榔 7 克，木香 4 克，轻粉 0.03 克，蜂蜜适量。

【用法】上药共研细末。取适量用蜂蜜调制成药饼，贴敷脐部，胶布固定。以微见腹泻为度。泻后咳嗽即减。

【说明】轻粉又名汞粉，为粗制的氯化亚汞结晶，具有强烈的毒性，内服易中毒。本方用量虽小，操作时仍应小心，慎防入口。

■ 处方4

【配方】洋金花10克，公丁香20克，肉桂30克，细辛40克，百部200克，白芥子、苍术各25克，制附片40克，干姜10克，麻黄、半夏各15克。

【用法】上药共研细。取适量用温开水调成膏状，制成直径0.5～0.8厘米、厚0.2～0.3厘米的圆形饼，贴敷神阙穴（即脐部）、膻中穴（两乳头之间的中点处）、天突穴（胸骨切迹上方正中凹陷处）、大椎穴（第7颈椎与第1胸椎棘突之间）6～10小时，用胶布固定。隔日1次。连续3次后，间歇3日，再继续贴敷，直至痊愈。

【说明】洋金花有毒，慎防入口。

> **生活保健**
>
> 1. 隔离传染源。隔离日期自起病开始，为期7周；或痉咳开始，为期4周。
>
> 2. 保护易感者。对出生3～6个月的婴儿用百日咳菌苗进行基础免疫，皮下注射3次。在流行期可用大蒜液滴鼻或每日水煎鱼腥草10克，分3次口服，均有预防效果。

小儿腹泻

疾病 简介

小儿腹泻是以腹泻为主的胃肠道紊乱综合征。根据病因的不同，可分为感染性和非感染性两类。小儿腹泻是婴幼儿时期的常见病。发病年龄多在 2 岁以下，其中较多发生于周岁以内，是威胁婴幼儿身体健康的常见疾病。

　　婴幼儿易发生腹泻，是由其生理特点决定的。婴儿时期是人的一生中生长发育最快的时期，这一时期所需的营养素最多，婴儿每天要喂食 6～7 次才能满足生长发育的需要，因此消化道负担很重。而婴幼儿的消化系统发育不成熟，胃酸浓度低，抗感染能力差，消化酶的分泌量少且活性低，肠道的有益菌群也未建立起来。此外，婴幼儿血液中的免疫球蛋白也较成人低。所以，如果喂养不当或感染了细菌、病毒，就很容易造成消化功能紊乱，引起消化不良或感染性腹泻。

验方 精选

处方 1

【配方】吴茱萸 30 克，胡椒 30 粒，丁香 4 克，补骨脂、肉豆蔻、五味子各 20 克。

【用法】将上药共研为极细末，过 7 号筛，1 岁以内、大于 1 岁分别用药 1.5 克、2～3 克，加温开水调成糊状。取本品纱布包裹敷脐，每日 1 次，3 日为 1 个疗程。

【说明】用于小儿秋季腹泻。

处方 2

【配方】炒车前子、炒鸡内金各 30 克，鸡蛋清适量。

【用法】将上药前 2 味共研为极细末，过 7 号筛，加鸡蛋清调如膏状。取本品贴于脐中，固定，每日 1 次，5 日为 1 个疗程。

【说明】用于小儿腹泻。

处方 3

【配方】柑子皮 1 个，枫树叶 1 把，渍菜子 1 勺，四季葱头 2 个，香附子 1 勺，盐水适量。

【用法】上药共捣烂调盐水炒热敷肚脐，每日换药数次。

【说明】本方对一般腹痛有效，如为肠梗阻、肠套叠引起，应送医院治疗。

处方 4

【配方】食盐 300~500 克。

【用法】将食盐放在锅中炒热（50℃~60℃）后，立即布包好敷肚脐部，若炒得温度偏高则需再隔一层毛巾，以不发生烫伤为度。

【说明】用于小儿受寒后腹痛 50 余例，效果良好。用本方前须认真检查，排除外科急腹症。

处方 5

【配方】细米糠 200~300 克。

【用法】将米糠放在锅中炒热（50℃~60℃）后，立即布包好敷在肚脐部，若温度偏高可再隔一层毛巾，以不发生烫伤为度。

【说明】用于虚寒腹痛 60 余例，效果良好。用前需认真检查，排除外科急腹症。

> **生活保健**
>
> 1. 注意饮食卫生。
> 2. 要注意气候变化。
> 3. 不要给孩子吃生、冷的食物。

小儿夜啼

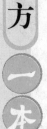 **疾病 简介**

小儿夜啼多见于初生婴儿，往往入夜则啼哭不安。症有轻有重，重者通

宵达旦啼哭，一到白天则安静如常。本症与因疾病引起的啼哭不同。

精选

■ 处方 1

【配方】朱砂0.5克，五倍子1.5克。

【用法】将上药共研为极细末，与适量捣烂或嚼碎的陈细茶拌匀，加水少许，捏成小饼状，外敷于肚脐（神阙穴），胶布固定，每晚更换1次。

【说明】用上药外敷神阙治疗小儿夜啼患者，一般外敷2~6次症状消失。

■ 处方 2

【配方】酸枣仁、郁李仁各5克。

【用法】将2味药捣烂敷脐，外用伤湿止痛膏固定，每日1换，连续3~5天。

【说明】可养肝安神，适用于小儿夜啼。

■ 处方 3

【配方】朱砂20克，炒酸枣仁10克，二甲基亚砜适量。

【用法】分别研为细末，和匀，以30%二甲基亚砜适量调成软膏。每晚取如黄豆大一团，置于胶布中心，贴于患儿涌泉穴及膻中穴，每晚换药1次。

【说明】方中朱砂镇心安神，酸枣仁养心安神。2药合用共起安神止夜啼的作用。

■ 处方 4

【配方】刘寄奴20克，地龙3克，甘草、灯芯草各2克。

【用法】将上述药物用200毫升清水浓煎成30~40毫升，每晚睡前2小时保留灌肠。一般灌3~4次即愈。

【说明】有些小儿的夜啼是因为食积心中烦热所致，故方中的刘寄奴消食化积，地龙清热，灯芯草清心除烦，甘草调和诸药。全方可清心除烦、消食化积、止夜啼。

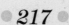

■ 处方 5

【配方】琥珀 1 克，朱砂 0.5 克，一倍子 1.5 克。

【用法】上药共研细。取适量用水调制成饼状，睡前敷脐，胶布固定。每日 1 次。一般 2 次即愈。

【说明】用于小儿夜啼。

生活保健

1. 父母帮助孩子白天进行适量的运动，消耗孩子体力，有助于孩子在夜晚睡得香甜。

2. 在孩子入睡时，为孩子营造一个宁静、美好、和谐的入睡环境。

3. 小儿夜哭原因很多，如饥饿、缺钙、生病、受惊吓等都可能造成。父母要对证下药。

小儿遗尿

疾病 简介

遗尿俗称尿床。系指 3 岁以上的小儿在睡觉时不随意排尿的病症。多为小儿饮食习惯不良或贪玩，过于疲劳，以致睡不易醒，不知不觉尿床；或小儿先天肾气不足等多种因素所致。有的到发育期可不治自愈。

验方 精选

■ 处方 1

【配方】螵蛸、远志、龙骨、当归、茯苓、党参各 30 克，龟甲 20 克，米醋适量。

【用法】上药共研细末，装瓶备用。用时取药末适量，用米醋调为稀糊状，敷于双足心涌泉穴，上盖纱布，胶布固定。每晚换药 1 次，连用 5~7 日。

中医外治验方

一本通

【说明】调补心肾，固涩止遗。主治小儿遗尿。

处方 2

【配方】五倍子、何首乌、龙骨各等份，醋适量。

【用法】将上药共为细末备用。用时将药粉用醋调糊敷脐，外用胶布固定，每晚临睡前贴上，次晨取下。

【说明】方中五倍子固精，何首乌补肾，龙骨补肾固精。3 药合用有补肾、固精、止遗的作用。

处方 3

【配方】黑胡椒粉 20 克。

【用法】取适量填入脐部，外盖伤湿止痛膏。每日更换 1 次。一般 1 周后即愈。

【说明】适用于小儿遗尿。如偶有皮肤微热感、便干者，药停即消。

处方 4

【配方】鲜石菖蒲 20 克，鲜艾叶 60 克，食盐适量。

【用法】上药加食盐适量，共捣烂如泥，贴敷小腹部，外盖塑料薄膜，布带束之。每晚睡前敷用，次晨揭去。一般连敷 5 次即愈。

【说明】用于小儿遗尿。

处方 5

【配方】公丁香 5 粒，八角茴香 1 个，桂圆核 1 个，益智仁 3 克，老姜适量。

【用法】上药共研细末，用老姜捣汁调成药饼，每晚睡前烘温，敷脐，纱布覆盖，胶布固定，次晨揭去。一般连用 5 日即愈。

【说明】用于小儿遗尿。

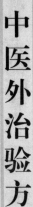

中医外治验方一本通

1. 调整饮食。每日下午 4 点后少饮水、少食流质食物和水果，以减少夜间膀胱贮尿量。

2. 睡前不要过度兴奋。

3. 临睡前把小便排干净。

鹅口疮

疾病 简介

鹅口疮是指小儿舌上、口腔黏膜上出现状如鹅口的白色点状或片状白屑。因其色白如雪片，故又称雪口。其白屑，状如凝乳，不易拭去，若强揩之，其下面的黏膜则见潮红、粗糙，不久又复生，常伴有哭闹不安、拒乳等证。本病可因先天胎热内蕴，或口腔不洁、感受秽毒之邪而致。

验方 精选

处方 1

【配方】黄柏 600 克，硼砂 400 克，苦参 200 克，虎杖 300 克。

【用法】将上药共研细混匀，取少许撒布患处，1 日 2～3 次，疗程 4～6 日。

【说明】用于慢性口腔溃疡、口舌溃疡。用此方时禁吃酸辣等刺激性食物。

处方 2

【配方】鹅涎 1 匙。

【用法】1 片清洁鹅毛（翅膀毛）或鸡毛，蘸取鹅涎，涂于患儿口腔内病灶处。一般外搽 1 次即愈。

【说明】用于鹅口疮。

处方 3

【配方】白矾 20 克，猪胆 1 只。

【用法】先将白矾研细，然后猪胆上部剪一小口，沿口塞入白矾，以满为度，用线扎紧，悬吊于房檐下晾干，待表面出现一层白霜时（至少 1 年）取下，研成极细末，装瓶。取适量撒布于患处。每日 2 次。

【说明】用于小儿口疮。

处方 4

【配方】巴豆仁 1 克，西瓜子仁 0.5 克，香油少许。

【用法】上药共研出油，加入少许香油后调匀，揉成团状，贴敷于印堂穴（两眉头连线中点），15 秒钟取下。每日 1 次，连用 2 次。一般第 3 日可消退。重症者可连用 3 次，每次 20 秒钟。

【说明】用于小儿口疮。

处方 5

【配方】生附子、吴茱萸、大黄各 5 克，米醋适量。

【用法】上药共研细。取适量用米醋调成糊状，贴敷双侧涌泉穴（足掌心，第 2 跖骨间隙的中点凹陷处），胶布固定，夜敷晨揭或昼敷夜揭。每日 1 次，直至治愈。

【说明】用于小儿口疮。

生活保健

1. 注意饮食卫生，食物新鲜、清洁，餐具应煮沸消毒，吮乳前清洗乳头周围。
2. 乳母不宜过食辛辣、刺激之品。
3. 注意口腔清洁，防止损伤口腔黏膜。
4. 如果患儿出现明显呼吸困难，考虑有气道梗阻，应急送医院处理。

佝偻病

疾病 简介

　　佝偻病是指由于缺乏维生素 D 导致的全身性慢性营养缺乏症，又名软骨病。中医属"五迟五软"、"龟胸龟背"、"汗症"、"解颅"、"疳症"等范畴。本病多发于 3 岁以内婴幼儿，6 个月至 1 岁婴儿更为多见。骨骼变形、多汗、易惊、烦躁易怒、夜寐不安、肌肉松弛、食欲减退是本病的主要临床表现。早期仅见囟门闭合迟缓或加大、牙齿发育缓慢，继则颅骨软化、胸骨变形，逐渐发展可见严重鸡胸、肋骨串珠、膝内翻或外翻、脊椎变形。且易发生呼吸道、消化道等感染性疾病，如肺炎、肠炎等并发症。

验方 精选

■ 处方 1

【配方】黄柏 3 克，瘪桃干、糯稻根各 6 克。

【用法】上药研细末，水调成糊状，敷双乳头。

【说明】清热敛汗。治小儿佝偻病。

■ 处方 2

【配方】熟地、山萸肉、鹿角霜、白术、云苓各 3 克，苍术、五味子各 1.5 克、龙骨、牡蛎、山楂、麦芽、鸡内金、神曲各 3 克。

【用法】五色丝线 7 根，绛色生绢 25 平方厘米 2 块。上药研末，分 2 份，分别放于 2 块生绢中，缝成 2 个三角形药囊。用五色丝线围绕患儿颈部做一项链状圆环，将 1 药囊悬吊于丝线环上置胸前正中线上；另 1 药囊用五色丝线做成镯状，围在腕横纹处，少则 10 余日，多则月余。

【说明】此法常用于五迟、五软、解颅等小儿患者。

生活保健

1. 患儿尽可能用母乳喂养，适量增加辅助食品。

2. 患儿多做户外活动，做日光浴。炎夏时，在室外非阳光直接照射下亦可。

3. 注意预防感染，若伴有其他慢性疾病要及时治疗。勿让患儿过早、过多地坐立和行走，扶抱时注意姿势正确，以免骨骼发生畸形。

4. 对严重患儿要防止跌倒和外伤，以免骨折。多食富含维生素 D 和钙的食物。轻度骨骼畸形者，可采取主动或被动运动方法矫正。

小儿流涎

疾病 简介

流涎俗称流口水，中医称为滞颐，指儿童口涎不自觉地从口内流出，以 3 岁以下的幼儿为多见。多因脾胃虚寒、不能收摄，或脾胃湿热、上蒸于口而成。由于长时期流出口水，常使患儿口周潮红、糜烂，尤以口角为甚。本病常因口腔黏膜炎症、面神经麻痹、脑炎后遗症、小儿呆症等疾病引起。本病运用中药外敷治疗能见明显疗效。

验方 精选

处方1

【配方】吴茱萸 10 克，胆天南星、胡椒各 3 克，醋适量。

【用法】上药共研细末。取适量用醋调成糊状，做成 2 个饼，每晚睡前敷双侧涌泉穴（足掌心，第 2 跖骨间隙的中点凹陷处），绷带固定，次晨揭去。一般 3～4 次愈。

【说明】用于小儿流涎。

■ 处方2

【配方】五倍子、天南星、吴茱萸各10克，醋适量。

【用法】上药共研细末。取适量用醋调成糊状，做成2个饼，每晚睡前敷双侧涌泉穴（足掌心，第2跖骨问隙的中点凹陷处），绷带固定，次晨揭去。一般3~5次愈。

【说明】用于小儿流涎。

■ 处方3

【配方】煨诃子、五倍子各15克，吴茱萸9克，陈醋适量。

【用法】上药共为细末，以陈醋调成糊状，分3次使用，每晚敷于双侧涌泉穴，第2天取下。

【说明】小儿流涎过多，是由于唾液腺过度兴奋所致。中医认为该病是由于心脾积热、热毒上壅与脾胃虚寒不能摄其津液所致。本方既可温中散寒，又可引热下行，故临床见证无论属热属寒均可使用。

生活保健

1. 注意口腔清洁，保持口周、下颌、颈部等部位的干燥。
2. 因出牙而引起流涎者，不属病态。

小儿厌食

疾病 简介

厌食又名恶食，是指小儿食欲不振，甚至不思饮食，日久精神疲惫，抗病力弱，为其他疾病的发生和发展提供了有利条件。引起本病的原因，多因饮食不节、痰湿滋生、脾胃虚弱等。

验方精选

处方 1

【配方】炒神曲、炒麦芽、焦山楂各 10 克，炒莱菔子 6 克，炒鸡内金 5 克，淀粉 1～3 克。

【用法】上药共研细末，加淀粉，用白开水调成糊状，临睡前敷于患儿脐上，再用绷带固定，次晨取下，每日 1 次，5 次为 1 个疗程。不愈者，间隔 1 周，再行第 2 个疗程。兼有乳食停滞者加陈皮 6 克、酒大黄 5 克；兼有脾虚湿困中焦加白扁豆、薏苡仁各 10 克；兼有先天不足加人参 3 克（或党参 6 克），干姜、炙甘草各 6 克；兼有脾胃虚弱加党参、山药各 10 克，白术 6 克；兼有呕吐恶心加半夏、藿香、枳壳各 6 克；兼有大便稀溏加苍术 10 克、诃子 6 克。

【说明】本方主治小儿厌食。

处方 2

【配方】猪牙皂 30 克，砂仁、茯苓、肉豆蔻、焦神曲、炒麦芽、炒山楂各 12 克，党参、白术、厚朴各 10 克，木香 6 克，冰片 2 克，麝香 0.4 克，凡士林适量。

【用法】上药共研细末，用凡士林调成膏状，取适量涂于纱块上，分贴中脘穴（脐上 4 寸）、气海穴（脐下 1.5 寸），纱布覆盖，胶布固定。每 3 日更换 1 次。一般数次即愈。

【说明】用于小儿厌食。

处方 3

【配方】大黄、槟榔、白豆蔻、高良姜、陈皮、神曲、山楂、麦芽各 10 克，莲子 1 粒。

【用法】上药（除莲子）共研细末，用凡士林调成膏状。取莲子 1 粒，置脐上 8～12 小时，胶布固定。每日 1 次。一般 10 日即愈。

【说明】用于小厌食、消化不良等。

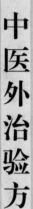

■ 处方 4

【配方】藿香、佛手、砂仁、连翘、吴茱萸、干姜、肉桂各 5 克。

【用法】上药共研细末。取适量用水调成糊状。敷脐，胶布固定。每 2 日换 1 次。一般 3 日见效。1 周痊愈。

【说明】主治小儿脾胃不和型厌食症。

生活保健

1. 定时定量进食，适当控制零食，节制冷饮和甜食。
2. 讲究食物烹调方法并且食物要合理搭配。
3. 改善进餐环境。
4. 保证孩子充足睡眠，并进行适量运动，还要让孩子养成定时排便的好习惯。

百日咳

 简介

　　百日咳又名顿咳、顿呛、鹭鸶咳等，是小儿常见的一种急性呼吸道传染病。一般以 5 岁以下小儿多见，年龄越小，病情越重。若无并发症，预后良好。其证为阵发性痉咳，咳后有特殊的吸气性吼声，痉咳期约 4~6 周。本病从起病初咳开始至完全恢复，时间较长，故称为百日咳。本病由时行疫毒犯肺，使肺气不宣，气郁化热，酿液成痰，阻于气道，气机上逆而成，久咳伤及肺络，引起咯血。对百日咳的治疗，中医药的内服与外治效果显著。外治的方法众多，民间也久有流传。

验方 精选

■ 处方1

【配方】大蒜20克。

【用法】大蒜捣烂，每晚睡前分敷双足涌泉穴（足掌心，第2跖骨间隙的中点凹陷处），纱布包扎固定，次晨揭去。每日1次，直至痊愈。

【说明】用于小儿百日咳。

■ 处方2

【配方】五倍子20克，凡士林适量。

【用法】将五倍子研细，取凡士林调成糊状，敷脐，以胶布固定。每日更换1次，至愈为止。

【说明】主治百日咳。

■ 处方3

【配方】阿魏18克，甜葶苈子2克。

【用法】上药捣碎、混匀，每次取10克外敷膻中穴，用胶布固定。不见效者可隔2日再敷1次。

【说明】用于小儿百日咳。

生活保健

1. 患者从发病开始需隔离40天以上。

2. 要充分休息，可在户外进行适当活动，但空气要新鲜，避免烟尘异味等不良刺激。

3. 应供给患者易消化饮食，忌鱼腥海鲜等食品。

4. 患儿病后可获对百日咳的持久免疫力。

5. 平时注意保护易感儿，注射预防针及服用预防药。

麻疹

疾病 简介

　　小儿麻疹是一种由麻疹病毒引起的具有高度传染性的急性出疹性传染病。主要症状有发热、上呼吸道炎、眼结膜炎等。潜伏期一般 10 ～ 11 日。中医学认为，麻疹是因外感病毒时邪而引发的出疹性传染病，在临床上以发热、眼泡红肿、赤痛，泪水汪汪及全身红色斑疹为主要表现。因其疹点隆起，状如麻粒，故名麻疹，为儿科四大要症之一。

验方 精选

处方 1

【配方】活子鸡 1 只，雄黄粉 10 克。

【用法】将鸡杀死后，拔去下刀处鸡毛，带毛从背上剖开，除去内脏，撒雄黄粉于腹内。然后乘热敷于患者胸前。30 ～ 60 分钟后去之。每日 1 ～ 2 次。一般敷后当日体温下降。全身麻疹密布，喘促渐平。所敷之鸡全身紫黑，气臭难闻。

【说明】本方宜于麻疹逆证。所谓逆证者，为麻毒闭肺，内陷心包，病情危重，病势凶猛。症见高热不退、咳嗽气促、鼻煽痰鸣、神志模糊、谵语、狂躁不安、面赤唇紫，麻疹稀疏不匀或暴出暴收，疹色紫暗，舌红绛，苔黄干，脉洪数，纹青紫。凡见此症，必须重视。雄黄为含硫化砷的矿石，有毒。操作时应掌握剂量，慎防入口。

处方 2

【配方】蓖麻仁 10 粒，鲜萝卜汁适量。

【用法】去壳、去皮，加入鲜萝卜汁，共捣烂如泥，用纱布包裹，搽手足心、心窝部。疹可随之而出。

【说明】适用于麻疹出而不透者。

处方 3

【配方】鲜芫荽 30 克，黄酒适量。

【用法】取适量蘸取热黄酒后，搽手足心、心窝部。疹可随之而出。

【说明】适用于麻疹出而不透者。

处方 4

【配方】大葱 500 克。

【用法】捣烂如泥。取适量用纱布包裹，外敷双足涌泉穴（足掌心，第 2 跖骨间隙的中点凹陷处），包扎固定。每日更换2～3次。同时用大葱泥涂搽手心、肘窝、腿弯等处。每24 小时 1 次，直至出疹。

【说明】适用于麻疹不透者。

生活保健

1. 居室应经常开窗通风，并保持适宜的温度和湿度。

2. 麻疹流行期间尽量不带孩子去人群聚集的公共场所，不与患麻疹的病儿密切接触。

3. 饮食应清淡、易消化，多饮温开水，多吃新鲜蔬菜和水果，少食油腻、辛辣、煎炸、过酸和生冷的食品。

4. 天气变化时注意保暖，防止因受凉而致抵抗力下降。

水 痘

疾病 简介

水痘亦称水花、水疮，以发热，皮肤分批出现斑、丘疹、结痂为主要特征。其形态如痘，色泽明净如水疱而名，是一种具有传染性的急性发疹性疾病。本病一年四季都有发生，但多见于冬春两季。儿童时期任何年龄皆可发病，而以 1~4 岁为多，因其传染性很强，容易散发流行。水痘一般预后良好，愈后不留瘢痕，患病愈后可获终身免疫。引起本病的原因，多因外感风温时毒，经口鼻而入，邪气侵肺，肺失肃降，水之上源不布，挟邪外透肌表，故有皮肤水痘布露。

验方 精选

■ 处方 1

【配方】柴胡 10 克，黄芩 12 克，赤芍 16 克，黄柏 15 克，甘草 6 克，人乳少许。

【用法】上药开水煎，浓缩后加入乳汁少许，热泡洗，每日 1 次。

【说明】此方适应性很广，适用于水痘、麻疹出不透的病例，可内服和外洗，疗效较高。

■ 处方 2

【配方】滑石、石膏、甘草各 10 克，生香油适量。

【用法】将上药研细粉用适量生香油调后敷于痘疮处即可。每日 1 次。

【说明】痘后疮指小儿水痘感染之溃疡，上述药物系生品为佳。

■ 处方 3

【配方】绿豆、豌豆各 49 粒（俱烧灰存性），珍珠（煅）、头发灰（烧）各 0.3 克。

【用法】上药共研为末，调和成膏状备用。先用银针刺破疱头，以泄毒血，刺后取药膏敷患处。每日数次。

【说明】解毒瘟，除痘疔。主治小儿痘疔。

■ 处方 4

【配方】白颈蚯蚓 7 条（焙干），栝楼仁 30 粒（去油），杏仁 15 粒（去火）。

【用法】先将蚯蚓研为细末，再把栝楼仁、杏仁与蚯蚓末捣匀调成稠膏，软坚适度，捏成圆形如古铜钱稍大略厚之药饼，备用。用时取药饼敷患儿脐孔，胶布固定之。

【说明】用于小儿出血痘，痘出兼有大便带血，目赤，红肿，丹痧满目，紫黑不退。

■ **处方5**

【配方】细茶叶适量。

【用法】将细茶叶放入口中嚼烂，用纸包好备用。用时取制备的茶包置于患儿脐孔内，以纱布或宽布束紧。每日换药 1 次。一般敷药 1 个小时左右，排尿可通畅。

【说明】用于小儿水痘排尿不通。

生活保健

1. 水痘流行期间尽量不让孩子与患儿接触。

2. 注意防寒保暖。

3. 多饮开水，饮食宜清淡、易消化，少吃辛辣、海味、生冷食品。

4. 经常开窗通风，保持室内空气清新洁净。

5. 注意皮肤的清洁卫生。